ÜBER DIESES BUCH

Was ist ein „Abnehmguru“?
"Gu" bedeutet dunkel und "ru" bedeutet Licht. Ein Guru ist jemand, der von der Dunkelheit ins Licht führt. Im übertragenen Sinne leitet dich also "Abnehmguru" jeden Tag ein Stück von deiner aktuellen Figur zu deiner Wunschfigur.

Abnehmguru ist ein Begleiter, der dir hilft, dich selbst zu motivieren und dauerhaft umzudenken. Das ist wichtig, um dein Wunschgewicht zu erreichen und danach dauerhaft zu halten – ohne Jo-Jo-Effekt!

Abnehmguru ist das Grundprogramm für jede Diät!

Die Printbuch-Ausgabe von Abnehmguru ist etwas anders zusammengestellt als die Online-Version:

Teil 1: Das 42-Tage-Programm
Teil 2: Motivationsteil mit Smiley-Karten
Teil 3: Bonuskapitel 1 - „Süßes im Griff! Ausstieg aus der Süßigkeitensucht“
Teil 4: Bonuskapitel 2 - „Weg mit dem Speck! Was wirklich dabei hilft, die Fettverbrennung anzuregen“
Teil 5: Kärtchen-Vorlagen - Dieser Teil wurde an das Ende des Buches gesetzt, damit die Kärtchen besser ausgeschnitten werden können und keine Lücken in der Buchmitte entstehen.

Dieses Buch ist ein Arbeitsbuch, d.h. es genügt nicht, es zu lesen. Du musst dich darauf einlassen und die einzelnen Tage bearbeiten. Dadurch machst du jeden Tag einen kleinen Schritt näher zu deinem Ziel und bleibst motiviert auf deinem Weg.

Auf den nächsten Seiten darf also richtig gearbeitet werden: Notizen eintragen, Kärtchen ausschneiden, Aufgaben bearbeiten, Denkanstöße annehmen und vieles mehr…

Los geht’s und viel Erfolg!

Abnehmguru

Mit Achtsamkeit und Motivation zur Wunschfigur

Umdenken und Abnehmen ohne Jo-Jo-Effekt

Veronika Pichl

Impressum

Infos und Kontakt: www.abnehmguru.de
Dixenhausen 25, 91177 Thalmässing
info@abnehmguru.de

Bildnachweis:
Cover Foto: © underdogstudios – Fotolia.com
Titelbild Süßigkeiten im Griff: © HaywireMedia Fotolia.com
Titelbild Weg mit dem Speck: © F. Schmidt Fotolia.com
Cheerleader Kärtchen: © Karin und Uwe Annas – Fotolia.com
Smiley-Illustrationen: Corinna Walch - www.coramina.de

ISBN-10: 1494970481
ISBN-13: 978-1494970482

Die Ratschläge in diesem Arbeitsbuch wurden von der Autorin sorgfältig erwogen und geprüft, dennoch kann keine Garantie übernommen werden.

Alle Ratschläge in diesem Buch wurden von der Autorin und von ihren Beauftragten sorgfältig erwogen und geprüft. Sie bieten jedoch keinen Ersatz für kompetenten, fachlichen und persönlichen Rat. Eine Garantie kann daher nicht übernommen werden. Eine Haftung der Autorin für Personen-, Sach- und Vermögensschäden ist ausgeschlossen.

Inhaltsverzeichnis

Teil 1: Das 42-Tage-Programm ... 3
Diäten funktionieren nicht? ... 4
Was also braucht man um abzunehmen? ... 5
Willenskraft ist eine begrenzte Ressource ... 6
Mein Abnehmplan ... 7
Eine materielle Belohnung als Motivation ... 8
1. Tag: Startpunkt festlegen ... 9
2. Tag: Essen bewusst machen ... 11
3. Tag: Dein Wiegetag ... 16
4. Tag: Warum willst du abnehmen? ... 18
5. Tag: Bilder und Gefühle ... 20
6. Tag: Dein Mutmach-Brief ... 22
7. Tag: Dein Süßigkeiten-Plan / Umgang mit Lieblingsspeisen ... 24
Die 1. Woche ist geschafft! Weiter so! ... 26

8. Tag: Führe dir deine Erfolge vor Augen ... 27
9. Tag: Kauwettbewerb ... 30
10. Tag: Und führe uns nicht in Versuchung ... 31
11. Tag: Walking anstatt Kaffeekränzchen ... 33
12. Tag: Hunger - was ist das? ... 34
13. Tag: Viel hilft nicht viel ... 37
14. Tag: Iss deinen Teller NICHT leer ... 38
Die 2. Woche ist geschafft! Weiter so! ... 40

15. Tag: STOP-Übung für negative Gedanken ... 42
16. Tag: Voll im Kopf ... 44
17. Tag: Voll im Bauch ... 46
18. Tag: Positiv mit schwierigen Situationen umgehen ... 49
19. Tag: Cheerleader-Karten ... 52
20. Tag: Heimliches Essen ... 53
21. Tag: Essen, weil es da ist ... 55
Die 3. Woche ist geschafft! Weiter so! ... 57

22. Tag: „Ich muss abnehmen“ und kindlicher Trotz ... 58
23. Tag: Von Müssen, Wollen und Machen ... 61
24. Tag: Gewohnheiten ändern ... 64
25. Tag: Keine Lust – mach es trotzdem! ... 66
26. Tag: Iss heute mal von allem nur die Hälfte ... 67

27. Tag: Das richtige Gefühl für die richtige Portion 68
28. Tag: Das Genuss-Experiment 69
Die 4. Woche ist geschafft! Weiter so! 71

29. Tag: Drei Notbremsen 72
30. Tag: Streicheleinheiten für die Seele 73
31. Tag: Bleib in Bewegung-Aktivitäten 75
32. Tag: Armes Opfer – „Ich kann nicht“ 77
33. Tag: Gefühle mit Essen kompensieren 79
34. Tag: Emotionales Essen seit Geburt? 80
35. Tag: Aufhören zu essen, wenn es nicht schmeckt 82
Die 5. Woche ist geschafft! Weiter so! 83

36. Tag: Die Umleitung - AKUT 84
37. Tag: Motivation durch Abschreckung 88
38. Tag: Nein sagen und weggehen 90
39. Tag: Gut gemacht! 91
40. Tag: Hat es keiner bemerkt? 93
41. Tag: Essen sollte nicht das Wichtigste in deinem Leben sein 94
42. Tag: Geschafft! 97
Die 6. Woche ist geschafft! Du hast das Programm komplett durchgearbeitet! 99

Teil 2: Der Motivationsteil 101

Teil 3: Bonuskapitel 1 - Süßes im Griff! 109

Teil 4: Bonuskapitel 2 - Weg mit dem Speck! 129

Teil 5: Kärtchen-Vorlagen 139

Teil 1:

Das 42-Tage-Programm

Diäten funktionieren nicht?

Grundsätzlich nimmt man mit fast jeder Diät ab, solange man sich an die Regeln hält. Die beste Diät hilft allerdings nichts, wenn

- diese zu streng ist und nicht gut in das Alltagsleben integriert werden kann. Denn das führt zu Heißhunger, der aus dem Verzicht entsteht, weil wir ständig unsere Willenskraft überstrapazieren.

- die Motivation verloren geht und man nicht durchhält. Es folgen der Frust, die Selbstverurteilung, negative Gefühle und dann das Essen bis man wieder das Ausgangsgewicht erreicht hat oder sogar noch etwas mehr (Jo-Jo-Effekt).

- man danach sein Leben nicht etwas aktiver gestaltet und auch beim Essen bessere Entscheidungen trifft.

Dieses Buch ist kein neues Diätbuch, das dir erklärt, wann du was, in welcher Menge und zu welchen Tageszeiten essen darfst. Solche Anleitungen gibt es schon zur Genüge und du selbst musst das passende Konzept für dich finden. Ob es nun darum geht, mehr Sport zu treiben oder eine bestimmte Ernährung durchzuführen.

Dieser Ratgeber hilft dir dabei, dich selbst zu motivieren (endlich) dein Gewichtsziel zu erreichen, dauerhaft umzudenken und dein Gewicht zu halten.

Vor allem ist es aber ein Arbeitsbuch, das nach dem Prinzip der kleinen Schritte funktioniert und zwar jeden Tag etwas für dein Ziel zu tun. Es begleitet dich beim Abnehmen und Umdenken für nachhaltige Veränderungen von Körper und Geist. Für jeden Tag findest du motivierende und praktische Übungen, Ratschläge und Denkanstöße.

Am Anfang einer neuen Diät ist man oft hochmotiviert. Nach einiger Zeit hat man aber das Gefühl, das Abnehmen geht zu langsam, die Oberschenkel sind nach 3 kg weniger auf der Waage immer noch zu dick, es tritt eine Stresssituation in der Arbeit oder Familie auf und schon kommt der Appetit auf etwas Süßes, Fettes. „Meine Nerven brauchen jetzt mehr als diese jämmerliche Diätkost." Oft endet hier die Diät und es beginnt eine „Ich futtere mich zurück zum Ausgangsgewicht oder mehr"-Phase oder auch Jo-Jo-Effekt genannt. Nach einer Diät weiß der Körper plötzlich besser zu schätzen, was er zugeführt bekommt, weil er zuvor „hungern" musste. Die Fetteinlagerung erfolgt nun schneller – ein toller Effekt, wenn es ums Überleben geht, aber ein fataler Effekt, wenn man in einer Überflussgesellschaft lebt und gegen seine Pfunde kämpft.

Was also braucht man um abzunehmen?

- Eine Ernährungsumstellung, die in dein Leben passt. Nicht zu straffe Regeln - das verbraucht zu viel Willenskraft! Abnehmen macht vielleicht nicht wirklich Spaß, aber du solltest die bestmögliche und machbare Variante für dich aussuchen.

- Motivation zum Anfangen
  Das Feuer entfachen und am Brennen halten: Motivation kann man sich wie ein Lagerfeuer vorstellen. Durch den Funken eines Streichholzes wird es entzündet. Man muss Holz nachlegen, um es am lodern zu halten. Auch wenn starker Wind weht oder Regentropfen vom Himmel fallen (Herausforderungen des Lebens), brauchen wir etwas, das es vor dem Erlöschen schützt. Sollte es doch einmal ausgegangen sein, brauchen wir wieder einen neuen Zündfunken.

- Motivation zum Dranbleiben
  Nutze das erfolgreiche Prinzip der kleinen Schritte und bearbeite jeden Tag eine Lektion in diesem Arbeitsbuch. Solltest du einen Tag keine Zeit, keine Lust etc. haben, dann fange nicht wieder von vorne an, sondern arbeite konsequent weiter. Solche Pausen sollten aber die Ausnahme sein, damit deine Motivation nicht verloren geht.

- Strategien für danach
  Mit dem Erreichen deines Wunschgewichtes bist du noch nicht an deinem Ziel. Jetzt kommt eine Übergangsphase und du solltest dir Strategien zurechtlegen, mit denen du gut leben kannst, um dein Gewicht zu halten.
  Der Rückfall in alte Gewohnheiten bedeutet auf Dauer auch wieder Gewichtszunahme.
  „Wer immer das Gleiche tut, wird auch immer das Gleiche bekommen.“ Thomas Alva Edison

Willenskraft ist eine begrenzte Ressource

In verschiedenen Versuchen wurde festgestellt, dass man Willenskraft verbrauchen kann. Man kann sie mit einem Muskel vergleichen, der durch Überbeanspruchung erschöpft wird.

Wir benötigen Willenskraft den ganzen Tag über in vielen Situationen. Ich muss jetzt aufstehen, obwohl ich noch so müde bin - Ich muss diese Arbeit fertig machen, obwohl sie mich nervt - Ich esse den Salat, obwohl der Kuchen so gut duftet.

Morgens hat man mehr Willenskraft als abends. Zum Beispiel hält man sich den ganzen Tag an seinen Diätplan, aber abends geht es dann plötzlich nicht mehr.

Auch Perfektionismus und Stress können die Willenskraft schwächen. Zu viel auf einmal wollen, das ganze Leben von einen auf den anderen Tag umkrempeln oder eine strenge Diät einhalten...Oft führt das dazu, dass wir unsere Willenskraft verbrauchen und früher oder später unser Vorhaben aufgeben.

Darum ist es wichtig, dass du die richtige Diät für DICH findest. Keine zu straffen Regeln und keine Selbstkasteiung. Ein Plan der in dein Leben passt. Der dich nicht zwingt Fisch zu essen, wenn du eigentlich keinen Fisch möchtest oder bei der du auf Brot permanent verzichten sollst, obwohl du auch das eigentlich nicht willst.

Was schmeckt mir?
Womit kann ich leben?
Brauche ich eine kommerzielle Diät oder weiß ich eigentlich schon genug über Ernährung und Fitness, damit ich abnehmen kann?

<u>Ernährung:</u>
Wähle eine für dich passende Ernährungsumstellung z.B. mehr Obst und Gemüse, weniger Fast Food, viele natürliche Lebensmittel, Low Carb, Low Fat etc.

<u>Bewegung:</u>
Überlege dir, wie du deinen Alltag aktiver gestalten kannst, z.B. Freizeit und Sport miteinander verbinden durch einen Zumba-Kurs mit der Freundin oder bei einem Walking-Treff anschließen, Fitness-Studio, Schrittzähler kaufen und aktiver werden, ein neues Fitness-Video, 2x die Woche auf den Hometrainer...

<u>Entspannung, Motivation, Sonstiges:</u>
Stress erschwert das Abnehmen. Wie könntest du entspannter werden? Vielleicht durch das Hören von klassischer Musik oder Naturklängen oder durch das Erlernen einer Entspannungsmethode wie Autogenes Training usw.?

Mein Abnehmplan

Ernährung:

Bewegung:

Entspannung, Motivation, Sonstiges:

Eine materielle Belohnung als Motivation

Nutze den Motivationsteil ab S. 101 um dir deine täglichen Erfolge sichtbar zu machen.

Lege heute einen Wert für deinen Smiley fest und schreibe auf, welche Belohnung du dir für deine Leistungen, Erfolge und deine Mühe gönnen möchtest.

Visualisiere mit Bildern und Gefühlen die Situation, wenn du für den Gesamtbetrag einkaufen gehst.

Freue dich schon jetzt auf deine Belohnung!

1. Tag: Startpunkt festlegen

Wenn man eine Reise macht, gibt es einen Startpunkt und ein Ziel. Bei deiner Reise zum Wunschgewicht ist das genauso.

Der Startpunkt ist dein aktueller IST-Stand, also dein Gewicht, dein Körperfettanteil (falls du im Besitz einer Körperfettwaage bist) und deine Maße und Fotos am heutigen Tag.

Für das Knipsen der Fotos eignet sich ein vertrauter Mensch oder eine Kamera mit Selbstauslöser. Deine Aufnahmen sollten dich von vorne, von der Seite und von hinten zeigen.

Ich schlage dir vor, Fotos in zwei Varianten zu machen:

Variante 1: in normaler Alltagskleidung, vielleicht etwas figurbetont

Variante 2: in Bikini oder Unterwäsche

Bei erfolgreicher Abnahme kannst du Variante 1 ganz stolz vielen Menschen präsentieren und die Variante 2 ist hauptsächlich für dich bestimmt – man sieht noch genauer, was sich verändert hat.

Schau dir dein Startblatt nochmal genau an und sage laut und mit viel Gefühl:

„Es ist jetzt Zeit für eine Veränderung!“

Du wirst erst wieder bewusst zu dieser Seite blättern, wenn du dieses Programm beendet hast.

STARTPUNKT

So sehe ich heute am ____________ aus:

Gewicht:		Unterarm:		Po:	
Körperfettanteil:		Brust:		Oberschenkel:	
BMI:		Bauch:		Knie:	
Oberarm:		Taille:		Unterschenkel:	

Es ist jetzt Zeit für eine Veränderung!

2. Tag: Essen bewusst machen

Notiere in einem Ernährungstagebuch, deinem Abnehmplaner oder einem Notizbuch alles, was du isst. Ergänze deine Einträge mit der Uhrzeit und Bemerkungen wie: Hunger, Ärger, andere Gefühle, damit du dir selbst vor Augen führen kannst, zu welchen Zeiten du aus emotionalen Gründen isst. Schreibe wirklich alles auf!

Werfe auch mal ganz nebenbei einen Blick auf die kcal-Angabe einer Kekspackung, dann siehst du wie schnell durch Kekse und Schokoriegel 500 kcal in deinem Bauch landen. Generell brauchst du aber keine Gramm-Zahlen oder Kalorienangaben aufschreiben. Das ständige Ausrechnen oder Abmessen ermüdet auf Dauer nur deine Motivation.

Auf den nächsten Seiten findest du das Beispiel eines ausgefüllten Ernährungstagebuchs und danach eine Vorlage zum Kopieren.

Ehrlich sein! Du belügst nur dich selbst!
Die Reportage eines bekannten Nachrichtenmagazins hat mir zu denken gegeben: Es ging um eine Frau, die sich darüber beklagte, dass sie übergewichtig ist, obwohl sie doch eigentlich sehr gesund und keine großen Mengen essen würde.
Sie erklärte sich bereit dazu, ein Ernährungstagebuch zu führen und täglich eine Flasche mit einer Flüssigkeit zu trinken. Anhand der Flüssigkeit und mit Hilfe von Urinproben wurde festgestellt, wie viele Kalorien sie wirklich zu sich genommen hatte (sie wusste von der Wirkung der Flüssigkeit nichts). Dann wurde ihr Ernährungstagebuch ausgewertet und mit den Daten aus den Urintests verglichen. Das Ergebnis: Sie hatte oft über 3.000 kcal zu sich genommen, obwohl sie an diesen Tagen vielleicht nur 1.500 kcal aufgeschrieben hatte.

Ganz gleich, ob vergessen aufzuschreiben, Verdrängung, es nicht wahrhaben wollen, sich schämen oder was auch immer es ist: Es hilft dir nicht, wenn du dich selbst belügst, das Resultat ist sichtbar.

Eine Studie an der Harvard Medical School hat zudem ergeben, dass man mit einem Ernährungstagebuch erfolgreicher abnimmt.

Mein Ernährungstagebuch

Montag, 26.09.2013

Uhrzeit	Essen	Trinken	Bemerkung/Gefühle
06:30	1 Semmel, Butter, Marmelade	1 Tasse Kaffee	Guter Start in den Tag
10:00	1 Butterbreze	1 Tasse Kaffee 1 Glas Wasser	Zwischenmahlzeit
10:00 - 11:45		0,33 l Apfelschorle	
11:45	1 Schnitzel mit Pommes, 1 kleiner Salat, Nachspeise: 1 Snickers	0,5 l Spezi	
14:30	1 Stück Käsekuchen	1 Tasse Kaffee, 1 Glas Wasser	Nachmittagstief, ich würde mich am liebsten etwas hinlegen, geht aber nicht
15:30	1 Apfel		Esse den Apfel, weil ich ihn für die Pause mitgenommen habe, eigentlich keinen Hunger
17:00	Abendessen: 2 Stück Brot mit Salami, Käse, ein paar Gurkenscheiben	0,5 l Apfelschorle	Ich habe jetzt wirklich Hunger und habe mein Essen verschlungen, anstatt langsam zu essen.

Uhrzeit	Essen	Trinken	Bemerkung/Gefühle
17:30	3 Gummibärchen		Als Nachtisch nach der herzhaften Brotzeit
19:00	Salzbrezeln ca. 20 kleine		vor TV
19:30	2 Schokoriegel		etwas Süßes auf den salzigen Geschmack im Mund
Bis 22:00		1 Glas Apfel-schorle	
10:30	1 Schokomuffin		Nachtrag: Heute Vor-mittag gab es im Büro Muffins wg. Petra's Geburtstag

Mein Fazit für heute:

In diesem Feld kannst du dich selbst analysieren: Hast du heute zu wenig getrunken? Mache dir bewusst, wie viele Süßigkeiten bzw. Knabbereien du wirklich isst. Hast du deine Müdigkeit vielleicht mit Essen kompensiert? Das Bewusstmachen ist der 1. Schritt zur Veränderung und die Strategien zur Umsetzung anderer Verhaltensweisen findest du in diesem Buch.

Mein Ernährungstagebuch

Uhrzeit	Essen	Trinken	Bemerkung/Gefühle

Uhrzeit	Essen	Trinken	Bemerkung/Gefühle

Mein Fazit für heute: ______________________________

3. Tag: Dein Wiegetag

Du hast den Ist-Stand deines Gewichtes festgehalten. Das Wiegen ist nötig, um deinen Startpunkt zu definieren und zwischendurch zu messen, ob du auf dem richtigen Weg bist.

Lege jetzt deinen Wiege- und Messtag fest und räume die Waage und das Maßband anschließend für mindestens eine Woche weg. Eine gewisse Erfolgskontrolle ist wichtig, aber nicht an jedem Tag. Das Gewicht wird durch unterschiedliche Faktoren wie Wassereinlagerungen etc. beeinflusst. Ein tägliches Wiegen, das unerwartet einige Gramm mehr zutage bringt, wirkt demotivierend und bringt dich deinem Ziel nicht näher.

Deinen Wiegetag solltest du erfahrungsgemäß nicht unbedingt auf den Montag legen, weil am Wochenende oftmals auch ein besonderer Anlass sein kann, z.B. eine Geburtstagsfeier, bei der man sich mal nicht so streng an seine Ernährungsregeln hält. Vielleicht ist Freitag ein guter Tag?

Das ganze Programm zielt darauf ab, dass du dich in deinem Körper wohler fühlst, ausgeglichener wirst und bewusster mit dir umgehst. Darum ist es ganz wichtig, deinen Erfolg nicht nur zu messen, sondern auch zu fühlen. Die Hose sitzt lockerer um Oberschenkel und Po, den Gürtel kannst du ein Loch enger schnallen...

Stell dich auch nicht jeden Tag vor den Spiegel und vergleiche. Die Veränderung wird kommen, vertrau einfach darauf und mache jeden Tag einen Schritt auf deinem Weg!

Setze dich durch bestimmte Kilo- und Tagesangaben nicht zu sehr unter Druck mit Sätzen wie z.B.: „Am 1.12. wiege ich 60 kg." Druck schwächt deine Willenskraft und die benötigst du für deine Diät.

Natürlich darfst du dich über jedes abgenommene Kilo freuen. Genieße den Erfolg!

Bilder und Gefühle bewirken mehr als Zahlen
Visualisiere dein Ziel, also dein Wunschbild so oft es geht mit positiven Gefühlen (Freude, Dank, Stolz) und in vielen Einzelheiten. Nutze dazu deine Foto-Collage (S. 21), deine Wunschfigur-Kärtchen (S. 143) oder einfach nur deine Vorstellungskraft. Dein Unterbewusstsein arbeitet in Bildern und Gefühlen und wird dir helfen, dein Ziel zu erreichen.

Mein Wiege- und Messtag ist: ________________

Ein Arbeitsblatt zum Eintragen deiner Veränderungen in den kommenden Wochen findest du auf der nächsten Seite.

Meine Veränderungen

Datum:				
Gewicht:				
Körperfettanteil:				
BMI:				
Oberarm:				
Unterarm:				
Brust:				
Bauch:				
Taille:				
Po:				
Oberschenkel:				
Knie:				
Unterschenkel:				

4. Tag: Warum willst du abnehmen?

Möchtest du:

- in ein bestimmtes Kleid passen oder dich neu einkleiden?
- zu einem bestimmten Anlass toll aussehen (Hochzeit, Klassentreffen) ?
- ausdauernd mit deinen Kindern herumtoben können?
- selbstbewusster werden?
- etwas gegen deinen Bluthochdruck unternehmen?
- fitter und beweglicher werden?
- Treppen steigen ohne zu Schnaufen wie eine Dampflok?
- keine Rücken- oder Knieschmerzen mehr haben?
- dich sportlich betätigen ohne körperliche Beeinträchtigung?
- mehr Energie für deinen Alltag?
- ein besseres Körper- und Selbstwertgefühl haben?
- in ein Schwimmbad gehen können, ohne dass du dich angestarrt fühlst oder dich schämst?
- Anerkennung für deine Leistung erhalten?
- dich einfach besser fühlen?

Schreibe deine eigenen, persönlichen Gründe auf und lies sie dir eine Woche lang täglich mindestens einmal durch. Dieses Arbeitsblatt ist ein Grundpfeiler für deine Motivation. Wenn du von deiner Diät genervt bist oder ein Essensausrutscher passiert ist, dann nimm dieses Arbeitsblatt zur Hand und erinnere dich wieder daran, warum du das alles machst.

Du kannst deine Gründe auch auf kleine Klebe-Kärtchen/Post-It's schreiben und z.B. an den Badezimmerspiegel oder Kühlschrank kleben. Falls das nicht möglich ist bzw. du nicht möchtest, dass andere Leute diese Zettel sehen, kannst du dir auch kleine Karten im Visitenkartenformat gestalten (Vorlage S. 141), in Geldbeutel, Handtasche oder Hosentasche einstecken und bei Gelegenheit hervorholen und durchlesen.

Ich will abnehmen, weil...

5. Tag: Bilder und Gefühle

Gestern hast du deine persönlichen Gründe in Worten aufgeschrieben. Du kannst diese Motivation noch verstärken, wenn du dir zu jedem Satz ein inneres Bild und ein positives Gefühl bereitlegst.

Stell dir vor, wie toll du in deinem neuen Bikini aussiehst, wie du mit deinen Kindern herumtobst,... spüre deine neue Energie und dein aufgeladenes Selbstbewusstsein.

Denke so oft wie möglich an dein Ziel in Worten, Bildern und Gefühlen. Versuche immer wieder mal eine ruhige Minute zu finden, um aus dem Fenster zu schauen oder die Augen zu schließen und an dein Ziel zu denken.

Du weißt, wie du im Spiegel aussiehst und vielleicht fällt es dir schwer, dir vorzustellen dass du eine tolle Figur hast. Hilf deiner Vorstellungskraft auf die Sprünge und suche dir Bilder von Frauen / Männern mit deiner Wunschfigur heraus. Bilder findest du z.B. durch die Bildersuche bei Google oder auf den Online-Seiten verschiedener Fitnessmagazine wie Shape oder Fit for Fun. Vielleicht hast du auch Zeitschriften oder Kataloge zu Hause, aus denen du Bilder ausschneiden möchtest.

Auch hier kannst du kleine Kärtchen zum Mitnehmen erstellen (S. 143).

Meine Figur-Collage

6. Tag: Dein Mutmach-Brief

Stell dir vor, eine Freundin von dir, ein liebes Familienmitglied, eine nette Kollegin etc. einfach jemand, den du sehr gerne magst, möchte auch ihre Wunschfigur erreichen. Die Diät hat bisher gut geklappt, doch gestern hatte sie einen richtigen Fressanfall und jetzt ist sie darüber sehr unzufrieden, deprimiert und hat ein bisschen die Hoffnung verloren. Was würdest du zu ihr sagen, um sie aufzumuntern?

Schreibe heute einen Mutmach-Brief!

Hole ihn jedes Mal hervor und lies ihn durch, wenn es in schwierigen Zeiten nötig ist, dich selbst wieder aufzumuntern und neue Hoffnung zu schöpfen.

Mutmach-Brief

7. Tag: Dein Süßigkeiten-Plan Umgang mit Lieblingsspeisen

Du solltest Süßigkeiten oder Lieblingsspeisen gezielt in deinen Speiseplan einbauen. Du bekommst was du willst, zu einem von dir festgelegten Zeitpunkt, z.B. am Sonntagnachmittag ein Stück Sahnetorte zum Kaffee.

Wichtig ist: Gewinne Kontrolle über deinen Konsum von Süßigkeiten, Knabbereien, Fast Food oder insgesamt weniger „abnehmtauglichen" Lebensmitteln.

Es gilt das Motto: Kleinere Portionen, weniger häufig – aber kein Totalverzicht!

Überlege dir heute, wie du mit Süßigkeiten, Knabbereien, Fast Food etc. umgehen möchtest.

Erstelle eine Liste mit deinen Lieblingsspeisen. Suche dir davon 3 aus und überlege dir, wie du sie diese Woche einbauen kannst. Lege die Menge und den Zeitpunkt fest z.B. 1 Stück Kuchen beim Kaffeetrinken am Mittwoch bei Steffi, am Freitagabend Popcorn im Kino und die Nachspeise am Sonntag. Freue dich darauf und genieße ohne Reue.

Zur Kontrolle deines Appetits auf Süßigkeiten kannst du dir auch die entsprechenden Portionen für die jeweiligen Tage im Voraus zurechtlegen z.B. täglich ein Stückchen Schokolade.

Das heißt nicht, dass du ab sofort alles bis ins letzte Detail planen musst. Wichtig ist, dass du dir selbst erlaubst, deine Lieblingsspeisen zu genießen. Das beugt Heißhungerattacken aufgrund von Totalverzicht vor.

Meine Lieblingsspeisen

(Snacks, Fast Food, Süßigkeiten...)

- ______________________________
- ______________________________
- ______________________________
- ______________________________
- ______________________________
- ______________________________
- ______________________________
- ______________________________
- ______________________________
- ______________________________
- ______________________________
- ______________________________
- ______________________________
- ______________________________
- ______________________________

Die 1. Woche ist geschafft! Weiter so!

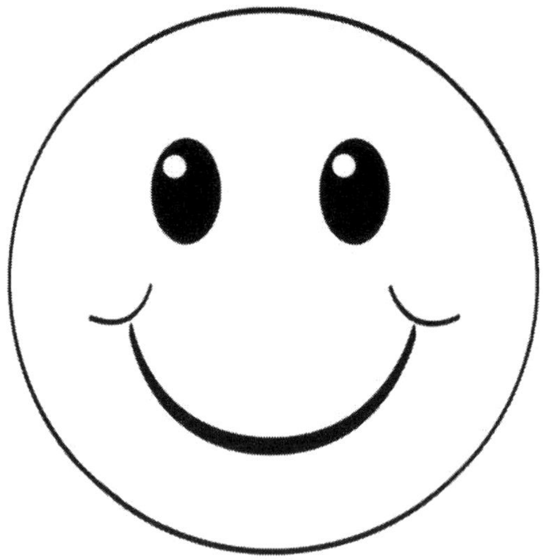

Denkanstoß für diese Woche:

Schnell und ohne Anstrengung

Wir wünschen uns immer die schnellste und einfachste Lösung. Gäbe es eine teure Wunderpille, mit der man in 2 Wochen die lästigen Pfunde abnehmen könnte, würden wir sie kaufen, auch wenn wir einen Kredit dafür aufnehmen müssten.

Vielleicht hast du auch schon das eine oder andere Pülverchen gekauft, in der Hoffnung die Kilos würden nur durch die Einnahme dahin schmelzen. Nachher bist du dann sauer auf dich selbst gewesen, diesen Schwachsinn zu glauben und dein Geld dafür verschwendet zu haben.

Setze dich heute mit dem Gedanken auseinander, dass es KEINE Wunderpille gibt und dass es auch seine Zeit dauern wird, bis du dein Ziel erreichst. Freue dich auf den aufregenden Weg mit diesem Arbeitsbuch, das dich zum dauerhaften Umdenken und nachhaltigen Erfolg bringen wird.

8. Tag: Führe dir deine Erfolge vor Augen

Sei stolz auf das, was du schon geschafft hast! Die Smiley-Karten im Motivationsteil zeigen dir bereits deine täglichen kleinen und großen Erfolge mit dem Programm, mehr Bewegung, viel trinken usw. an.

Jetzt machen wir deinen Abnehmerfolg in Butterpäckchen sichtbar!

Auf den nächsten Seiten findest du eine Butterpäckchen-Übersicht. Streiche bei jedem Wiegetag so viele Butterpäckchen (250 g) ab, wie du Gewicht abgenommen hast.

Schlage dir die Seite in diesem Arbeitsbuch regelmäßig auf oder drucke dir die Übersicht aus der Online-Version aus und lege sie gut sichtbar an deinen Schreibtisch, hänge sie an deine Pinnwand...

So führst du dir immer wieder vor Augen, was du bereits erreicht hast.

Meine Abnahme in Butterpäckchen

250 g	250 g	250 g	250 g	1 kg
250 g	250 g	250 g	250 g	2 kg
250 g	250 g	250 g	250 g	3 kg
250 g	250 g	250 g	250 g	4 kg
250 g	250 g	250 g	250 g	5 kg
250 g	250 g	250 g	250 g	6 kg
250 g	250 g	250 g	250 g	7 kg
250 g	250 g	250 g	250 g	8 kg

250 g	250 g	250 g	250 g	9 kg
250 g	250 g	250 g	250 g	10 kg
250 g	250 g	250 g	250 g	11 kg
250 g	250 g	250 g	250 g	12 kg
250 g	250 g	250 g	250 g	13 kg
250 g	250 g	250 g	250 g	14 kg
250 g	250 g	250 g	250 g	15 kg
250 g	250 g	250 g	250 g	16 kg
250 g	250 g	250 g	250 g	17 kg

9. Tag: Kauwettbewerb

Kauen ist der beste Weg, um die Nahrung bereits vorzuverdauen und mit wenig Nahrung schneller satt zu werden.

Kaue heute jeden Bissen ungefähr 40 Mal. Du nimmst einen Bissen in den Mund und zählst in Gedanken mit.

Achte darauf, wie gut das ausgiebige Kauen bei verschiedenen Lebensmitteln klappt. Bei Obst wie z.B. Erdbeeren schafft man nicht so viele Kaubewegungen. Bei einem Stück Vollkornbrot funktioniert es schon besser und du kannst sogar mehr als 40 Kaubewegungen schaffen. Je mehr desto besser!

Bei Brot wird dir auffallen, dass der Geschmack im Mund nach längerem Kauen süßlich wird. Bei manchen Speisen wirst du bemerken, dass nur die ersten Bissen wirklich gut schmecken.

Bei einer Diabetes-Insulin-Studie von Stoffwechsel-Forscher und Immunologe Priv.-Doz.Dr. med.habil Wilfried P. Bieger wurde herausgefunden, dass durch gründliches Kauen auch eine kohlenhydratbetonte Mahlzeit zu keinem oder nur zu einem minimalen Blutzuckeranstieg führt und die üblich hohe Insulinausschüttung ausbleibt. Man muss also nicht auf Brot und Kohlenhydrate verzichten, man muss nur richtig damit umgehen.

Versuche das ausgiebige Kauen stets anzuwenden.

10. Tag: Und führe uns nicht in Versuchung

Willenskraft ist begrenzt. Mache dir heute Gedanken darüber, wie du deine Willenskraft einteilen kannst, damit du gut über den Tag kommst und abends noch genug davon übrig ist.

Eine Ernährungsumstellung, die in dein Leben passt, ist sehr wichtig.

Wie aber steht es mit den Feierlichkeiten, Geschäftsessen, Büfetts? Du kannst und sollst auch gerne mal einen Abend genießen und nicht so sehr auf deine Diät achten.

Wenn sich allerdings die Abende mit Chips vor dem TV oder das Schlemmen am Wochenende wieder häufen, wird es schwierig werden abzunehmen bzw. dein Gewicht zu halten.

Wie kannst du mit Situationen umgehen, die deine Willenskraft überstrapazieren könnten?

Wie kannst du deine Willenskraft besser einteilen?

Die Versuchung	Wie vorbeugen oder damit umgehen?
Süßigkeiten stehen greifbar in der Küche	• Süßigkeiten aus Sichtfeld räumen • Süßigkeiten gar nicht ins Haus holen
Partner isst Chips oder andere Knabbersachen auf der Couch zum TV	• von der Situation weggehen – den Raum verlassen • ihn darum bitten, dass er auf dein Vorhaben Rücksicht nimmt • gemeinsam beschließen für die nächste Zeit keine Knabbereien zu kaufen
Geburtstagsfeier, Büfett, Geschäftsessen steht an	• nicht vorhungern • kurz vorher zu Hause noch einen gesunden Imbiss zu dir nehmen

Willenskraft einteilen

Die Versuchung	Wie vorbeugen oder damit umgehen?

11. Tag: Walking anstatt Kaffeekränzchen

Treffe dich mit einer Freundin nächstes Mal nicht zu Kaffee und Kuchen oder abends beim Italiener, sondern plane neue Aktivitäten.

Wie wäre es beispielsweise damit, abends zur Abwechslung zum Schwimmen zu gehen oder in die Sauna? Über aktuelle Dinge kann man sich auch sehr gut an der frischen Luft beim Walken unterhalten. Vielleicht hast du auch Lust, gemeinsam mit einer Freundin im Fitness-Studio zu trainieren oder beim Zumba-Kurs Spaß zu haben.

Aktiv werden auch in der Freizeit ohne Zwang und mit Spaß!

Wie kann ich meine Freizeit aktiver gestalten?

Aktivität bisher	Neue Aktivität

12. Tag: Hunger - was ist das?

Hunger oder Durst oder Appetit? Kannst du Hunger wirklich eindeutig erkennen?

Die Realität ist: Die wenigsten von uns kennen Hunger! Wir essen zu bestimmten Zeiten oder greifen zu Lebensmitteln, die sich gerade in Reichweite befinden, ungeachtet dessen, ob wir Hunger haben oder nicht. Oft ist es Appetit, der von äußeren Reizen wie: „sieht lecker aus, riecht verführerisch“ etc. ausgelöst wird.

Versuche heute dem Hungergefühl auf den Grund zu gehen. Eventuell kannst du diese Aufgabe auch mit einer anderen Aufgabe tauschen, die auf ein Wochenende fällt, damit du diese Achtsamkeitsübung ohne Probleme durchführen kannst.

Versuche ungefähr jede Stunde festzustellen wo du gerade stehst:

- nicht hungrig
- etwas hungrig
- sehr hungrig
- ausgehungert

Wenn du denkst, du hast das nächste Stadium auf der Skala erreicht, trinke ein Glas Wasser. Sollte sich dein Zustand dann nicht verändern, kannst du deinen aktuellen Stand auf der Skala ankreuzen.

Versuche dir einzuprägen, wann du „etwas hungrig“ bist. Du solltest in diesem Stadium innerhalb von ca. einer halben Stunde essen. Wenn man zu hungrig ist, neigt man zum zu viel, zu schnell und unbedacht essen. Der richtige Zeitpunkt ist also entscheidend!

Wann habe ich Hunger?

Uhrzeit	nicht hungrig	etwas hungrig	sehr hungrig	ausge-hungert	Bemerkung
05:00					
06:00	X				06:00 aufgestanden
07:00	X				Frühstückszeit, Frühstück aber heute mal ausfallen lassen um Hunger zu testen
08:00		X			
09:00		X			
10:00			X		
11:00				X	Es ist noch nicht Zeit für die Mittags-pause. Ich schiebe schnell ein paar Kekse ein.
12:00					Mittagessen
13:00	X				
14:00	X				
15:00		X			Zeit für Kaffee und Kekse, jetzt gibt es nur einen Kaffee
16:00			X		
17:00			X		
18:00				X	Abendessen
19:00	X				
20:00	X				
21:00		X			TV-Zeit, Knabberzeit
22:00		X			Schlafen gehen
23:00					
24:00					

Durch die Skala wird erkennbar, wie sehr das Essen an bestimmte Zeiten gekoppelt ist z.B. Frühstück, Mittagessen, Nachmittagskaffee und Abendessen. Der Hunger stellt sich oft genau zu diesen Zeiten ein (Gewöhnungseffekt).

Wann habe ich Hunger?

Uhrzeit	nicht hungrig	etwas hungrig	sehr hungrig	ausge-hungert	Bemerkung
01:00					
02:00					
03:00					
04:00					
05:00					
06:00					
07:00					
08:00					
09:00					
10:00					
11:00					
12:00					
13:00					
14:00					
15:00					
16:00					
17:00					
18:00					
19:00					
20:00					
21:00					
22:00					
23:00					
24:00					

13. Tag: Viel hilft nicht viel

Wenn man richtig Hunger hat, also auf unserer Hungerskala entspricht das dem Zustand „ausgehungert“, dann neigt man dazu, sehr viel und sehr schnell zu essen.

In den USA wurden Tests unternommen, bei denen untergewichtige Personen auf eine sehr strenge Diät gesetzt wurden, damit sie zunehmen. Nahezu alle Testpersonen hatten das Gefühl, sie müssten den Verzicht und das Hungergefühl während der strengen Diät danach wieder ausgleichen. Sie haben mehr und unkontrollierter gegessen als zuvor und zugenommen!

Versuche grundsätzlich den richtigen Zeitpunkt zu finden bei „etwas hungrig“, damit du nicht in die Hungerfalle tappst.

Solltest du doch einmal auf der Skala bei „ausgehungert“ ankommen, dann versuche dich zu kontrollieren. Bereite eine normale Portion vor und versuche trotz Hunger langsam und mit Bedacht zu essen.

14. Tag: Iss deinen Teller NICHT leer

Dieser Satz ist in einer anderen Variante tief in uns verwurzelt: „Iss auf! – Iss deinen Teller leer!“ Schon als Kind lernt man, dass artig sein gleichbedeutend mit Aufessen ist. Und dann scheint auch morgen die Sonne, trichtert man uns ein.

Deine heutige Aufgabe:
Lass einen kleinen Rest des Essens auf deinem Teller zurück und wenn es nur eine Nudel ist. Du wirst merken, wie sich innerlich etwas in dir sträubt. Es steht einfach im Widerspruch zu den Glaubenssätzen, die du jahrelang gelernt hast.

Versuche auch an anderen Tagen einfach aufzuhören, wenn du keinen Hunger mehr hast und nicht erst wenn der Teller leer ist.

Du musst die Reste nicht wegwerfen. Lege dir eine kleine Plastikdose zurecht, in die du deine Reste füllen kannst. Du kannst sie später oder morgen essen. Aber räume die Reste umgehend aus deinem Blickfeld!

Zwinge auch du deine Kinder nicht dazu, immer alles aufzuessen. Ansonsten lernen sie das gleiche Muster und stehen später vielleicht vor dem gleichen Problem.

Schreibe auf, welche Gedanken du dabei hast, wenn du Reste auf dem Teller liegen lässt, z.B.

- Aufessen ist ein Kompliment für den Koch. Jetzt denkt sie/er, dass es mir nicht geschmeckt hat.
- Ich möchte nichts verschwenden.
- Das macht man einfach nicht...

Wie kannst du mit Resten umgehen?

- Die richtigen Aufbewahrungsboxen kaufen.
- Reste einfrieren und dann wenn es mal schnell gehen muss: Auftauen, aufwärmen, etwas Salat dazu – fertig!
- Sich bewusst machen, dass es als Speck am eigenen Körper auch Verschwendung ist.
- Anderweitig verwerten z.B. an Tiere von Bauern.

Gedanken, wenn ich Reste auf dem Teller lasse:

Wie kann ich Reste vermeiden bzw. damit umgehen?

Die 2. Woche ist geschafft! Weiter so!

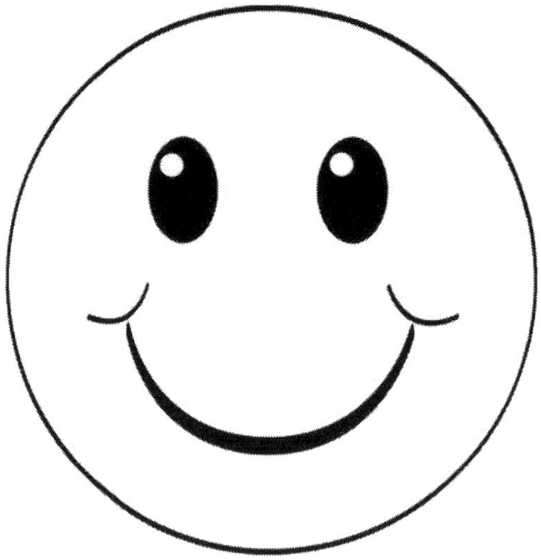

Denkanstoß für diese Woche:

Perfektionismus ausschalten

Ganz oder gar nicht, schwarz oder weiß.
Dazwischen gibt es für einen Perfektionisten nicht viel. Bei einer Diät führt dieser Perfektionismus nicht selten zum Abbruch. Jetzt habe ich zu viel gegessen, ich habe es vermasselt...

Es wird keine Welt einstürzen, wenn du einen Schritt vom Weg abweichst! Auch kein Wolf wird dich fressen – versprochen! Du hast ein Ziel und dorthin führt ein Weg. Wenn alles gut klappt, gehst du den Weg geradlinig oder nimmst jede Kurve optimal. Manchmal läuft es aber auch nicht so gut und du kommst vom Weg ab. Wichtig ist jetzt, dass du nicht aufgibst. Finde auf deinen Weg zurück und mache weiter bis zum Ziel.

Eine bildliche Beispielsituation zum Schmunzeln:
Stell dir vor, du sitzt in einem Auto – du fährst beim Einparken leicht gegen einen Betonpfosten. Mit Schrecken stellst du fest, dass du eine Delle in deiner Stoßstange hast. Was machst du jetzt?

Normalerweise wirst du dich ärgern, vielleicht dich selbst beschimpfen - vielleicht auch den Betonpfosten und dann musst du es schließlich abhaken und den Schaden reparieren lassen.

Zum Vergleich: Jemand der abnimmt und gerade „gesündigt“ hat, also eine Tafel Schokolade gegessen hat, ärgert sich über sich selbst, beschimpft sich und räumt dann das ganze Süßigkeitenfach leer.

Das würde in der Version mit dem Auto dann so aussehen:
Du steigst in dein Auto, gibst Gas und fährst wieder und immer wieder gegen den Pfosten, denn jetzt ist es sowieso schon egal.

Denke beim nächsten Ausrutscher an diese kleine Geschichte und vielleicht bringt sie dich zum Schmunzeln und hält dich davon ab, den Süßigkeitenschrank leerzuräumen.

15. Tag: STOP-Übung für negative Gedanken

Abnehmen ist eine Anstrengung, die Kraft kostet. Wenn es schwierig wird oder einmal nicht so gut läuft, neigen wir zu negativen Selbstgesprächen.

Situation:
Du konntest bei einem Schokoriegel einfach nicht widerstehen.

Gedanken:
„War ja klar! Du schaffst es wieder nicht! Du bist so dumm! Hast du den jetzt unbedingt futtern müssen? Du fette Kuh schaffst es einfach nicht!"

Stell dir vor, jemand würde so mit dir sprechen? Das würdest du nicht zulassen, oder?

Höre damit auf, dich in Selbstgesprächen zu verurteilen und zu beschimpfen!

Übung:
Stelle dir bei deinen nächsten negativen Gedanken und Selbstgesprächen ein großes STOP-Zeichen vor. STOP – Aufhören damit!

Spricht diese fiese innere Stimme weiter? Dann versuche sie in Gedanken mit einem nachdrücklichen STOOOP noch lauter zu übertönen und denke wieder an ein großes, rotes STOP-Zeichen.
Falls du alleine bist, kannst du es auch gerne aussprechen – flüstern oder schreien. Das verstärkt die Wirkung.

Wenn jetzt Ruhe in dir einkehrt und vor deinem geistigen Auge nur noch das Stop-Zeichen ist, dann sage zu dir selbst:

„Das Leben ist Veränderung!
Dieses Mal ist alles anders!
Ich habe mich geändert und dieses Mal schaffe ich es!"

Du richtest deinen Blick in die Zukunft und es ist egal, was bisher war. Wenn du von einer Giftschlange gebissen wurdest, macht es keinen Sinn ihr hinterher zu jagen...

Diese Übung kann dir dabei helfen, deine negativen Gedanken und Selbstgespräche auch in anderen Lebenssituationen in den Griff zu bekommen.

Negative Gedanken bewusst machen

Deine heutige Aufgabe ist:

Notiere jeden negativen Gedanken und deine negativen Selbstgespräche! Zu welcher Uhrzeit war das ungefähr und was war der Auslöser? Trage einen kleinen Notizblock und Stift bei dir und versuche es zeitnah aufzuschreiben. Du wirst überrascht, vielleicht sogar auch erschüttert sein, wie oft du mit negativen Stimmen reagierst.

Führe jedes Mal die STOP-Übung durch, um die Abwärtsspirale zu unterbrechen.

Uhrzeit	Auslöser	Negative Gedanken und/ oder Selbstgespräche

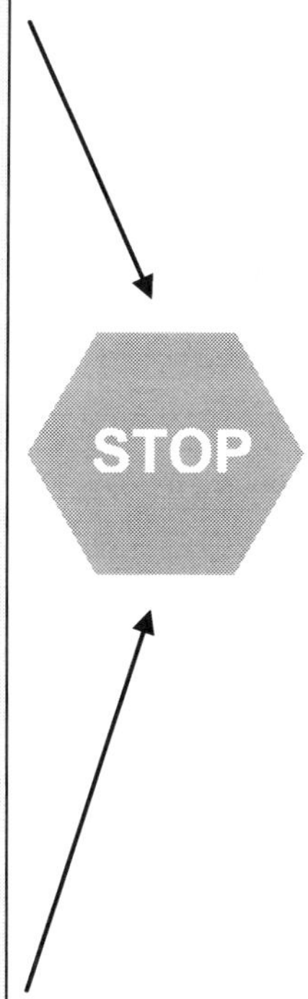

16. Tag: Voll im Kopf

Die allgemeine Regel lautet: Das Sättigungsgefühl setzt nach 20 Minuten ein. Heute testen wir das bei dir.

Du benötigst dazu eine Uhr, die du sichtbar vor dich hinlegst.
Teile den Inhalt deines Tellers in 4 Abschnitte ein. Beginne jetzt deine Mahlzeit. Iss langsam und lass dir für ein Tellerfeld mindestens 5 Minuten Zeit. Beginne erst mit dem nächsten Viertel, wenn die 5 Minuten verstrichen sind.
Horche nach jedem Feld in dich hinein. Verspürst du schon ein Gefühl der Sättigung? Nach 20 Minuten dann: Bist du satt oder würdest du gerne noch etwas essen?

Trage nach jedem Tellerabschnitt und evtl. einer weiteren Portion folgendes ein:

- 0 noch nicht satt – ich möchte weiteressen
- 1 ich merke schon ein leichtes Sättigungsgefühl
- 2 Sättigung tritt ein – ich bin zufrieden und höre auf zu essen

Voll im Kopf

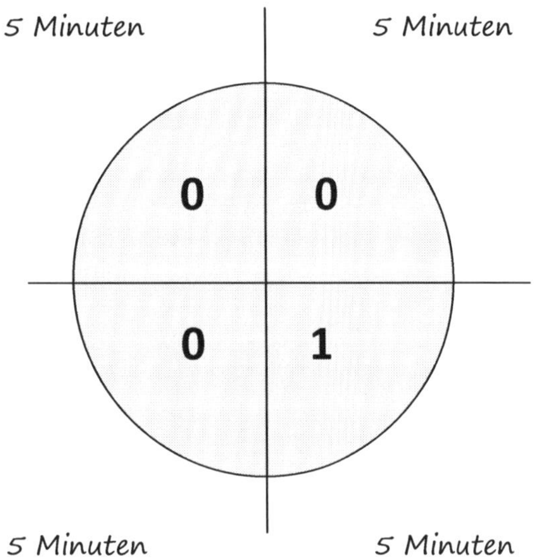

1. Teller

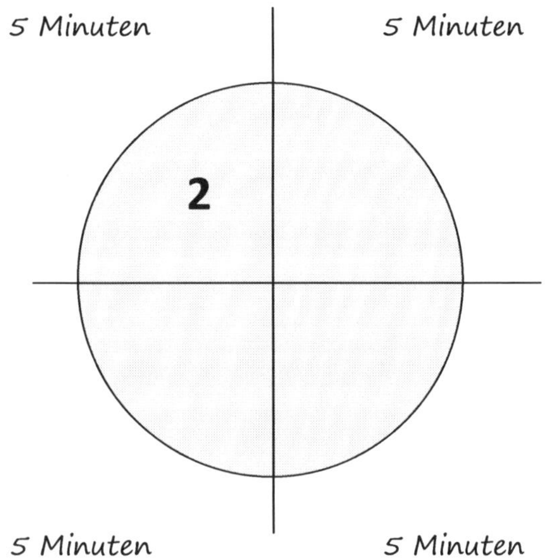

2. Teller

Voll im Kopf

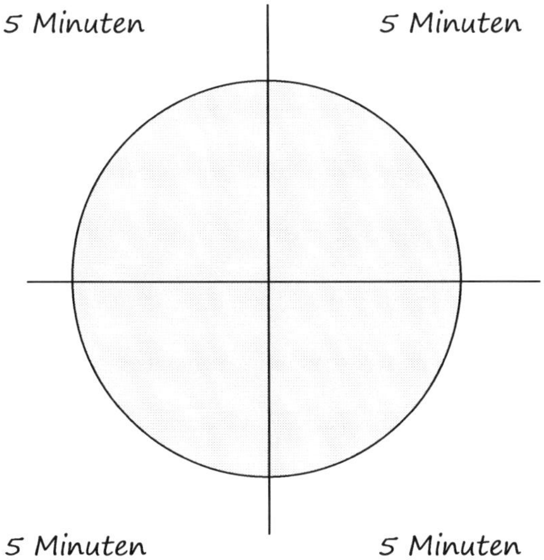
5 Minuten
5 Minuten
5 Minuten
5 Minuten

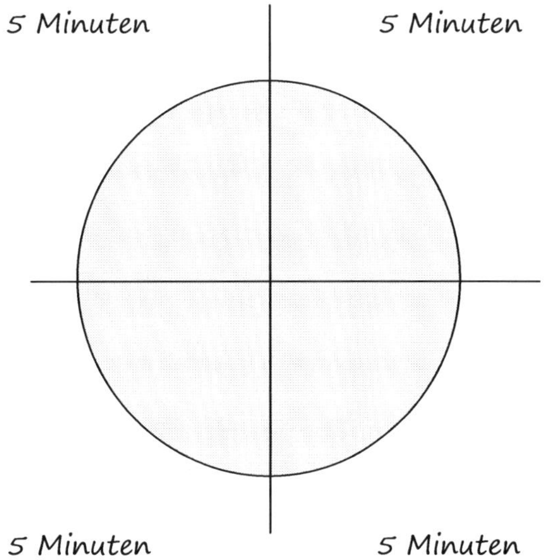
5 Minuten
5 Minuten
5 Minuten
5 Minuten

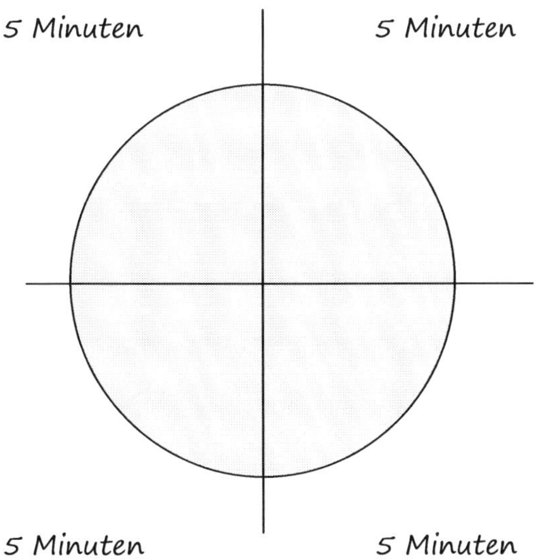
5 Minuten
5 Minuten
5 Minuten
5 Minuten

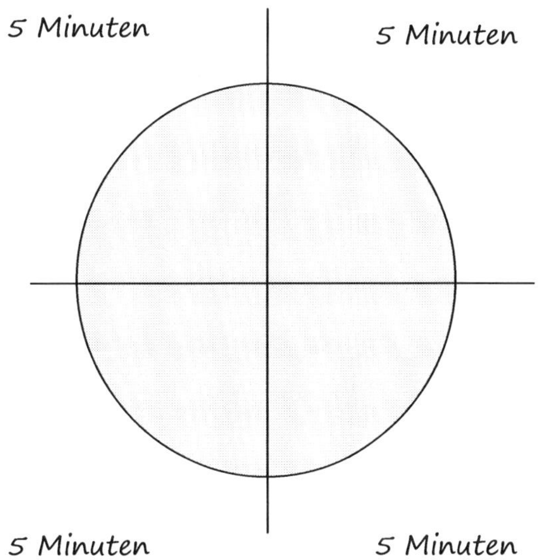
5 Minuten
5 Minuten
5 Minuten
5 Minuten

17. Tag: Voll im Bauch

Wann bist du eigentlich „voll"? Wenn du zu viel gegessen hast, machst du doch deinen Gürtel weiter bzw. reibst dir den Bauch und nicht den Kopf, oder?

Konzentriere dich heute beim Essen auf deinen Bauch. Teile den Inhalt deines Tellers in 4 Teile (von jedem ein bisschen, etwas Fleisch, ein paar Nudeln, etwas Gemüse etc.). Iss langsam und lege nach jedem Tellerabschnitt eine Hand auf deinen Bauch.

Wie fühlt er sich an? Wölbt er sich schon?

Versuche nach jedem Abschnitt und evtl. einer weiteren Portion in folgende Punkte einzuteilen.

1. es geht mir gut, es passt noch etwas hinein
2. ich bin zufrieden, mir geht es gut
3. ich merke, ich bin voll
4. zu voll, unangenehm, der Bauch spannt

Lerne am Bauch zu erkennen, ob du „voll" bist.

Du kannst diese Übung mehrmals durchführen, um bewusstes Essen und dein Bauchsättigungsgefühl zu trainieren.

Voll im Bauch

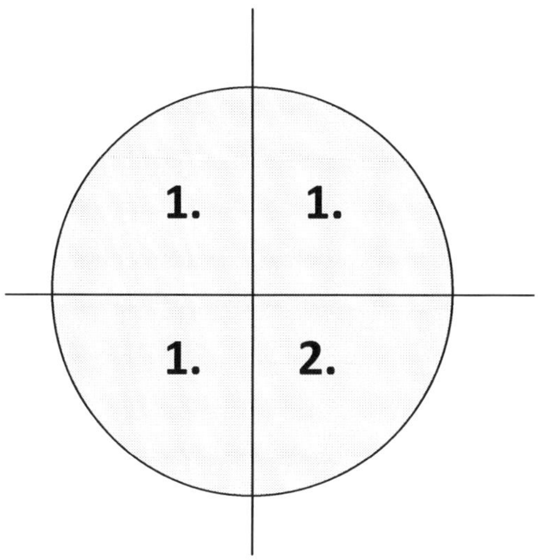

1. Teller

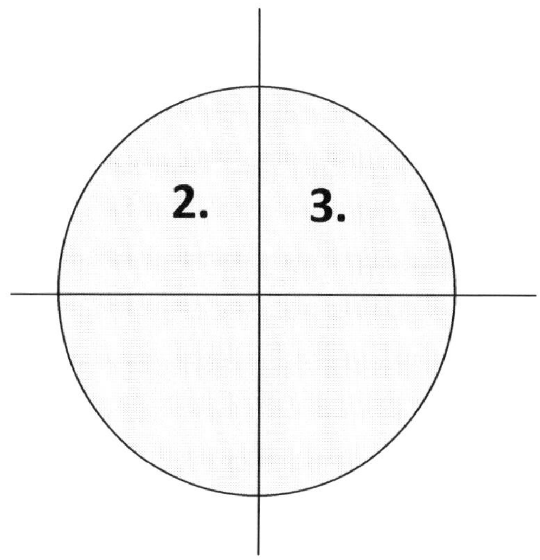

2. Teller

Trage die passende Zahl in die Tellerübersicht ein.
Wie fühlt sich dein Bauch an? Der 1. Teller in diesem Beispiel hätte vielleicht schon ausgereicht, wenn du etwas langsamer gegessen hättest.

Voll im Bauch

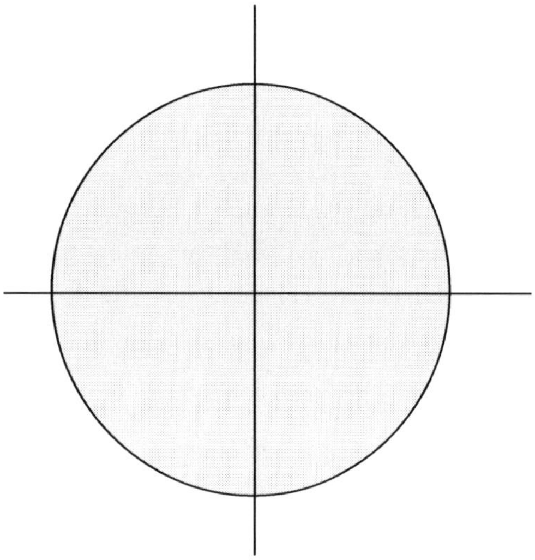

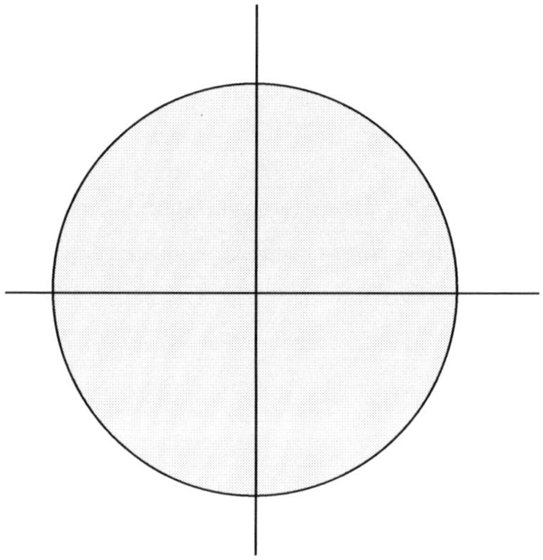

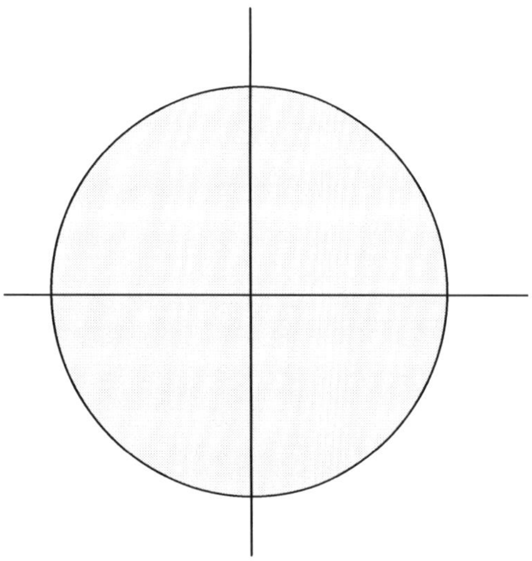

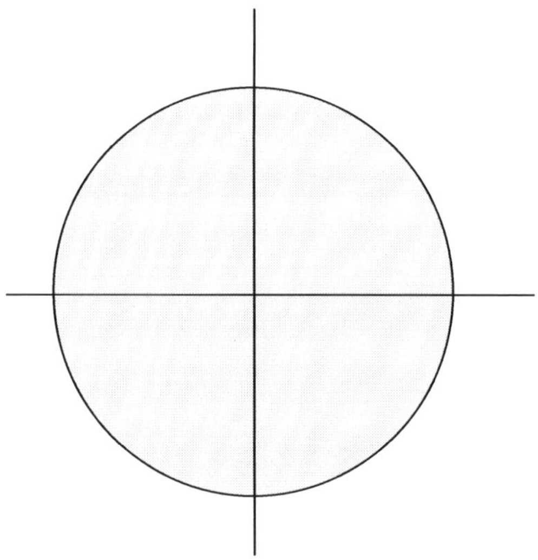

18. Tag: Positiv mit schwierigen Situationen umgehen

Kennst du diese Situationen?

- Du hast beim Einkaufen eine schlanke Frau in einem tollen Kleid gesehen und dir gedacht: „So werde ich ja sowieso nie aussehen!“- „Das schaffe ich nicht!“- „Die muss bestimmt nicht auf ihr Gewicht achten.“
- Es steht eine Feier an, vielleicht ein Geburtstag oder eine Hochzeit - du denkst dir: „Ich habe es satt, immer kämpfen zu müssen. Ich möchte auch Spaß haben und nicht darüber nachdenken müssen, was ich esse oder wie viele Kalorien ein Glas Sekt hat.“
- Dein Partner hat sich mit einer Tüte Chips neben dich gesetzt und futtert sie vergnügt vor deinen Augen.
- Gewichtsstillstand: Die Waage bewegt sich nicht weiter nach unten und dann kommen diese Gedanken: Mein Körper hat sich schon daran gewöhnt, jetzt muss ich mir etwas Neues ausdenken. Was soll ich bloß machen?

All diese Situationen und viele weitere können deine Motivation zerstören oder auf ein Minimum herabsenken. Oft kommt es zu regelrechten Fressanfällen und negativen Gefühlen wie Ärger, Wut, Traurigkeit, Verzweiflung...

Konzentriere dich in diesen Momenten auf deinen Weg. Nicht darauf, wie weit es noch ist, sondern einfach auf den nächsten Schritt.

Lass dich nicht von bestimmten Umständen, Situationen oder Personen aus der Bahn werfen. Mache deine Lektionen in diesem Buch und gehe Schritt für Schritt weiter. Hole dir deinen Smiley für heute!

Du musst dir klar darüber sein, was du willst und warum du es willst. Egal was der Tag dir bringt, du kannst es schaffen und nur du bist für dein Handeln verantwortlich. Mach dich nicht zum Opfer sondern zum Bestimmer, sei kein Neider sondern ein Gönner.

Schwierige Situation	Wie damit positiv umgehen?
Du hast beim Einkaufen eine schlanke Frau in einem tollen Kleid gesehen und dir gedacht: So werde ich ja sowieso nie aussehen – das schaffe ich nicht - die muss bestimmt nicht auf ihr Gewicht achten.	• Sie ist schlank und schön – ich gönne es ihr • Vielleicht muss sie auch auf ihr Gewicht achten oder hat bereits eine erfolgreiche Diät hinter sich? Ich kann es auch schaffen. • Stell dir vor, du bist in der gleichen Situation und jemand beneidet dich für dein Aussehen. Fühlt sich das nicht toll an?
Es steht eine Feier an, vielleicht ein Geburtstag oder eine Hochzeit - du denkst dir: Ich habe es satt, immer kämpfen zu müssen. Ich möchte auch Spaß haben und nicht darüber nachdenken müssen, was ich esse oder wie viele Kalorien ein Glas Sekt hat.	Gut, dann gönne dir diesen Spaß für einen Tag und danach wirst du dich wieder strenger an dein Programm halten. Genieße es, anstatt es dir zu verbieten und dann aus Frust in einen Fressanfall zu geraten.
Dein Partner hat sich neben dich mit einer Tüte Chips gesetzt und futtert sie vergnügt vor deinen Augen.	• von der Situation weggehen • bitte deinen Partner Rücksicht auf dein Vorhaben zu nehmen. Er/Sie macht das vielleicht unbedacht und nicht mit Absicht. Man muss einfach miteinander reden.
Gewichtsstillstand: Die Waage steht und dann kommen diese Gedanken: Mein Körper hat sich schon an meine Diät gewöhnt, jetzt muss ich mir etwas Neues ausdenken. Was mache ich jetzt bloß?	Ein Gewichtsstillstand ist völlig normal. Akzeptieren und weitermachen! Vielleicht setzt du eine Woche mit Wiegen aus, um dich nicht verrückt zu machen. Nach 2 Wochen hat sich bestimmt schon wieder etwas getan.

Meine schwierigen Situationen

Schwierige Situation	Wie damit positiv umgehen?

19. Tag: Cheerleader-Karten

Erstelle dir deine eigenen Cheerleader-Karten, die dich dabei anfeuern, dein Ziel zu erreichen oder einfach nur dazu motivieren, immer einen Schritt weiterzugehen.

Anwendungsbeispiele:
Du kannst deine „Cheerleader-Sätze" auf Post-It's schreiben und an Bildschirm, Kühlschrank, etc. kleben (wenn es dir nichts ausmacht, dass es andere auch sehen können).

In Teil 5 findest du von S. 145 – S. 149 Cheerleader-Karten-Vorlagen. Du kannst sie ausschneiden und in deinem Geldbeutel, in deiner Handtasche, in einem Visitenkartenetui mit dir herumtragen und bei Gelegenheit hervorholen und durchlesen.

Vielleicht schreibst du deine aufmunternden Sätze auch einfach nur auf einen kleinen Notizzettel und steckst ihn in die Hosentasche.

20. Tag: Heimliches Essen

Du setzt dich in einem Fast Food Restaurant mit dem Gesicht zu einer Wand, damit keiner sehen kann, was du isst.

Du traust dich nicht, die Sahnetorte im Büro mitzuessen. Du schämst dich, weil die Leute denken könnten: „Ist ja klar, dass die so aussieht!"

Vielleicht hast du auch anderen von deinen Abnehmplänen erzählt und du willst nicht, dass sie dich darauf ansprechen, ob du deine Diät beendet hast oder ob der Schokoriegel auch auf deinem Diätplan steht.

Du isst den dritten Schokoriegel und deine Kids fragen dich, warum sie nur einen bekommen?

Du möchtest vermeiden, dass du in eine dieser peinlichen Situationen kommst und isst Süßigkeiten und Kalorienbomben nur noch dann, wenn andere es nicht sehen.

Heimlich essen oder nicht, es zählt trotzdem und spiegelt sich in deiner Figur wieder.

Vielleicht ist es für dich sogar besser, Fast Food oder Süßigkeiten stets in Gegenwart anderer zu essen, damit du dich besser unter Kontrolle hast?

Essen vor anderen

Versuche heute Knabbereien, Naschzeug oder sehr kalorienreiche Speisen vor deiner Familie, deinen Arbeitskollegen, deinem Partner etc. zu essen.

Wie fühlt es sich an?

Hast du dich besser unter Kontrolle?

Schämst du dich?

21. Tag: Essen, weil es da ist

Situation:

Die offene Kekspackung liegt in der Küche. Du hast eigentlich keinen Hunger. Du gehst in die Küche, um dir etwas zu trinken zu holen. Oh Kekse! Schnell mal in die Tüte greifen.

Später hast du Hunger, du musst aber erst noch kochen. Schnell mal in die Tüte greifen und ein paar Kekse einschieben. Bei der Hauptmahlzeit hast du dann schon fast keinen Hunger mehr.

Du musst es nicht essen, nur weil es gerade vor dir liegt!

Aber es verführt uns. Wir sehen es und wollen es essen.

Das gilt für Kekse in der Küche, Gummibärchen, die auf dem Tisch deiner Kollegin für alle bereitstehen und auch für die Probe beim Bäcker.

Das Nebenbei-Essen geschieht meist unbewusst. Man achtet nicht auf den Geschmack, man braucht es nicht für den Hunger und trotzdem isst man es einfach.

Nicht bewusst aufgenommene Kalorien sind aber leider auch Kalorien.

Mache dir derartige Situationen bewusst und denke darüber nach, wie du damit umgehen kannst, z.B. von der Situation weggehen, STOP-Übung und weggehen, Essen wegräumen...

In welchen Situationen kommst du in Versuchung zu essen, einfach weil es da ist:

Möglichkeiten, damit besser umzugehen:

Die 3. Woche ist geschafft! Weiter so!

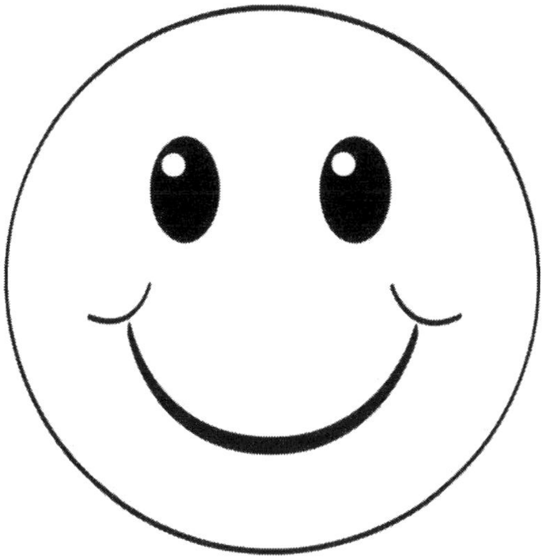

Denkanstoß für diese Woche:

Gute und schlechte Entscheidungen

Höre damit auf, dich selbst zu verletzen, dich zu beschimpfen oder zu erniedrigen, wenn du deinen Diätplan nicht befolgt hast. Du machst dich dadurch klein und verletzlich und dein Selbstbewusstsein leidet. Freude am Leben und ein gesundes Selbstbewusstsein helfen dir aber beim Durchhalten deiner Diät.

Du bist keine schlechte Person, nur weil du heute zwei Stück Schokokuchen gegessen hast. Es war sozusagen eine schlechte Entscheidung und morgen werden deine Entscheidungen wieder besser ausfallen.

Durch Jammern und Ärgern verbrauchst du unnötig Energie. Unterscheide zwischen guten und schlechten Entscheidungen und verurteile dich nicht als „guten oder schlechten Menschen" wegen ein paar Süßigkeiten.

22. Tag: „Ich muss abnehmen" und kindlicher Trotz

„Du musst dein Zimmer aufräumen!" „Du musst deine Hausaufgaben machen!"

Diese „du musst"-Sätze führen nicht nur bei Kindern zu einer Trotzhaltung.

In den Worten „Ich muss" schwingt immer Zwang mit und das führt oft zu einer unbewussten Trotzreaktion. Was heißt hier „Ich muss? - Ich muss überhaupt nichts!"

„Ich habe mich dazu entschlossen abzunehmen" - „Ich habe mir dieses Ziel ausgesucht! Ich möchte das!"

Diese Umformulierung vom Müssen zum Wollen führt zu einer positiven inneren Haltung und es motiviert dich, dein Ziel zu erreichen, weil du es wirklich willst.

Formuliere heute einige „Ich muss" oder „Ich müsste"-Sätze in deine neue positive „Ich will"-Haltung um.

Vom Müssen zum Wollen

Ich muss
Ich müsste...

- meine Steuererklärung machen
- für meine Zwischenprüfung lernen
- wieder regelmäßig Sport machen
- mehr trinken
- weniger Süßigkeiten essen
- die Präsentation endlich fertig machen
- die Bewerbungen schreiben
- ....

→

Ich will...
Ich habe mich entschlossen,...

Vom Müssen zum Wollen

Ich muss… Ich müsste…	Ich will… Ich habe mich entschlossen,…

23. Tag: Von Müssen, Wollen und Machen

Du hast gestern einige Sätze vom Müssen zum Wollen umformuliert. Das ist schon der erste Schritt. Der zweite Schritt ist das Machen, also das Umsetzen des Wollens.

Unerledigte Dinge schaden dem Abnehmen
Dinge, die wir vor uns herschieben, belasten uns innerlich und können zu Frustessen führen. Schon alleine das Denken an die fällige Steuererklärung kann auslösen, dass man sich am Süßigkeitenschrank vergreift und dann doch wieder nicht damit anfängt, seine Belege zu sortieren.

So manche Aufgabe wirkt so groß, zu viel, zu schwer, lästig.... Auch hier hilft das Prinzip der kleinen Schritte und einfach mal den Anfang zu machen!

Nimm dir heute einmal deine Wollen-Sätze vor und denke darüber nach, ob es vielleicht auch noch andere unerledigte Aufgaben gibt, die du schon lange anpacken möchtest.

Schreibe dir Stichpunkte auf, wie du die Aufgaben so zerlegen kannst, damit sie machbar werden.

Ganz wichtig: Erledige heute noch einen Punkt auf dieser Liste!

Vom Wollen zum Machen

Ich will… (Ich habe mich entschlossen,…)	Meine kleinen Schritte zur Durchführung
• meine Steuererklärung erledigen	• Belege sammeln • Steuerberater anrufen und Termin vereinbaren • Steuersoftware kaufen • Bis zur Fertigstellung täglich ½ Stunde an Steuersoftware arbeiten • …
• regelmäßig Sport machen	• bei Fitnesskurs anmelden, der 1x wöchentlich stattfindet • täglich mind. 3 Übungen zu Hause durchführen • 2x die Woche auf Hometrainer – feste Termine eintragen • mit Trainingspartner feste Termine vereinbaren • …
• mehr trinken	• 2 Flaschen bereitstellen, die auch abends leer sein sollten • Getränke mitnehmen nicht vergessen • Strichliste um Überblick über die getrunkenen Gläser zu bekommen und mir bewusst zu werden, dass ich heute vielleicht noch etwas mehr trinken muss • …

Vom Wollen zum Machen

Ich will... Ich habe mich entschlossen,...	Meine kleinen Schritte zur Durchführung

24. Tag: Gewohnheiten ändern

Der Mensch ist ein Gewohnheitstier. So haben wir auch Gewohnheiten, die uns dick machen oder durch die wir zugenommen haben.

Lege heute eine Liste mit den Gewohnheiten an, durch die du zugenommen hast und schreibe dann daneben, wie du diese positiv ersetzen kannst.

Alte Gewohnheit	Neue Gewohnheit
• Abends nach der Arbeit erst mal etwas zu knabbern, bis ich mit dem Kochen fertig bin • Fertiggerichte, weil es einfach schnell gehen muss	• Die richtigen Knabbereien bereitlegen (Obst und Gemüse) – so wird das erste Hungergefühl gesund gedämpft • Öfter mal vorkochen / praktische Aufbewahrungsbehälter • Kochen besser vorbereiten: Alle Zutaten bereits fertig, damit die Zubereitung schneller geht
• Jeden Nachmittag Kaffee und Kuchen	• Das Stück Kuchen durch ein Glas Wasser ersetzen • Kuchenstück täglich kleiner werden lassen • Nur Mini-Keks zum Kaffee • Nur ein paar Nüsse essen
• Bei Stress laufe ich zum Süßigkei-tenschrank und hole mir meine Nervennahrung	• Etwas anderes für Stressabbau ausprobieren (Musik, Sport, usw.)
• Sehr oft knabbere ich abends vor dem TV Salzstangen, Nüsse, Chips...	• Andere Snacks ausprobieren (Obst und Gemüse, eine Handvoll unbehandelter Nüsse) • Menge der ungesunden Snacks begrenzen z.B. nur ein Schälchen. Nicht aus der Tüte essen, da ist man sich der Menge nicht bewusst • Sportübungen während der Werbung

Welche Gewohnheiten will ich ändern?

Alte Gewohnheit	Neue Gewohnheit

25. Tag: Keine Lust – mach es trotzdem!

Heute keine Lust auf gesundes Essen oder auf dein Sportprogramm?

Jeden Tag putzt du dir die Zähne, du gehst zur Arbeit oder weckst die Kinder - du bringst sie zur Schule oder zum Kindergarten, du wechselst Windeln, räumst Geschirr in die Spülmaschine usw. Dazu hast du bestimmt nicht immer Lust, aber es muss getan werden und du machst es, meist ohne dir Gedanken darüber zu machen.

Grübeln ist nicht besonders hilfreich. Je länger man darüber nachdenkt, ob man etwas machen soll oder lieber doch nicht, desto größer ist die Wahrscheinlichkeit, dass man es NICHT macht (weil es meist bequemer ist, es nicht zu machen).

Konzentriere dich heute auf etwas, was du tust und nicht, wie du darüber denkst und fühlst. Beachte deine Gedanken nicht und tu es einfach!

Keine Lust zum Kochen – mach es trotzdem!

Bereite dir alles vor und wenn deine Gedanken dich wieder davon abbringen wollen, mache die STOP-Übung oder drehe laute Musik auf, um die Teufelchen in deinem Denkstübchen zu übertönen.

Keine Lust auf walken? Denke nicht darüber nach, wie weit du gehen willst, dass du vielleicht eigentlich zu müde bist oder dass die Bügelwäsche auch noch gemacht werden müsste... STOP-Übung, damit die Grübeleien aufhören. Dann Schuhe anziehen und los geht's...

Auf was habe ich heute keine Lust?

____

____

____

Ich mach es trotzdem!

26. Tag: Iss heute von allem nur die Hälfte

Das ist eine weitere Übung zum Bewusstwerden von Sättigung und dem Übriglassen von Resten. Iss heute nur die halbe Portion deines Frühstücks, Mittag-, Abendessens und auch der Snacks. Die Reste kannst du dir jeweils für später aufheben.

Wie geht es dir dabei? Wenn du langsam isst, bist du dann vielleicht auch schon mit dieser halben Portion zufrieden? Hast du noch Hunger? Kommt der Hunger innerhalb einer Stunde wieder zurück und du isst dann den Rest?

Schreibe deine Portionen, Erfahrungen und Gefühle in dein Ernährungstagebuch oder deinen Abnehmplaner.

27. Tag: Das richtige Gefühl für die richtige Portion

Der Leibarzt einer stark übergewichtigen Königin wollte seiner Herrin darstellen, wie viele Lebensmittel sie isst. Er schüttete die gleiche Portion, die die Königin zu sich nahm, in einen Eimer. Danach zeigte er ihr, welche Menge sie bei nur einem Mahl gegessen hatte. Das schockierte die Königin und sie fing an, bewusster zu essen.

Du musst jetzt nicht jeden Tag deine Portionen abmessen. Durch das Ernährungstagebuch bekommst du allmählich einen Überblick darüber, was du alles gegessen hast.

Weitere Tipps:

- Bereite dir eine Portion auf einen Teller und setze dich zum Essen hin.

- Iss langsam und bewusst.

- Benutze kleinere Teller! Das hat einige Vorteile:
  Der volle kleine Teller erweckt den Eindruck einer satten, großen Portion. Man neigt zum Aufessen: Bei einem kleineren Teller macht das automatisch weniger aus und man nimmt dadurch auch weniger Kalorien zu sich.

- Gerade bei Knabbereien gilt: Nicht immer wieder in die Tüte greifen! Unbewusst wandern die Portionen in deinen Mund. Es war ja nur eine Handvoll, und dann noch eine, und dann noch eine. Um das zu verhindern, hilft es, sich vorher eine kleine Schüssel bereitzustellen. „So viel esse ich und nicht mehr. Ich bekomme das, worauf ich Lust habe, aber ich fasse nicht mehr nach.“

28. Tag: Das Genuss-Experiment

Heute darfst du dir etwas Besonderes gönnen. Wie wäre es mit einem Stück Schoko-Sahnetorte? Richte eine deiner (sehr kalorienreichen) Lieblingsspeisen auf einem Teller schön an. Setze dich an den Tisch und nehme dir Zeit für ein Genuss-Experiment.

Wie sieht deine Lieblingsspeise aus?
Wie riecht sie?
Wie ist die Konsistenz?
Läuft dir schon das Wasser im Mund zusammen?
Nimm den 1. Bissen und kaue langsam. Wie ist der Geschmack?

Es schmeckt sehr gut und du möchtest jetzt gerne weiter essen, stimmt's?

Normalerweise läuft es so ab: In weniger als 5 Minuten ist das Tortenstück im Bauch verschwunden und der Genuss ist zu Ende.
Die ersten Bissen sind aber die Besten und danach wird einfach nur noch aufgegessen.

Mache dir bewusst: Der Geschmack wird nicht besser. Warum solltest du also weiteressen?
Hunger ist nicht der Grund, warum du Sahnetorte isst.
Warum hörst du nicht einfach nach ein paar Bissen auf und sparst dir die Kalorien vielleicht für den morgigen Genuss?
Morgen schmeckt es nicht mehr so gut? Na dann teile doch mit jemanden, nimm dir eine kleinere Portion, friere den Rest ein. etc.

Versuche deine Lieblings-Kalorienbomben auf diese Art und Weise zu genießen. Nur ein paar Bissen nehmen, langsam essen, vielleicht die Augen schließen, genau ausschmecken und danach aufhören!

Willst du wirklich weiteressen? Du hast doch bekommen, was du wolltest! Manchmal ist der Genuss es vielleicht wert, diese zusätzlichen Kalorien zu essen und sie an anderer Stelle wieder einzusparen. Übe aber auch die andere Variante.

Mein Genussexperiment mit ______________________________

Aussehen?

Geruch?

Konsistenz?

Geschmack?

Mein Genussexperiment mit ______________________________

Aussehen?

Geruch?

Konsistenz?

Geschmack?

Die 4. Woche ist geschafft! Weiter so!

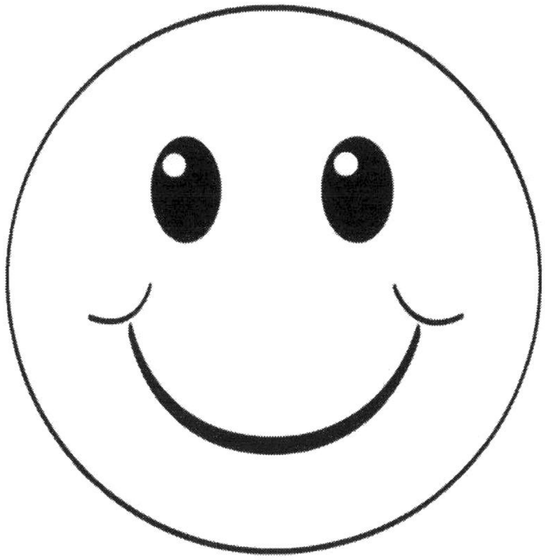

Denkanstoß für diese Woche:

Glaube an die perfekte Welle

Sie ist jetzt da und wird dich zu deinem Ziel bringen. Stell dir vor, es gibt nichts anderes als Erfolg!

Unsicherheit und negative Gedanken plagen dich: „Ich möchte es ja wirklich schaffen, aber das wollte ich auch beim letzten Mal und es hat nicht funktioniert. Vielleicht ist es dieses Mal auch wieder so. Anfangs bin ich jedes Mal hochmotiviert und dann breche ich ab und nehme wieder zu. Warum sollte das jetzt anders sein?“

Wir sind stets voller Zweifel und Unsicherheit. Bedenke: Viele Menschen, die erfolgreich abgenommen haben und ihr Gewicht halten, haben in der Regel bereits eine oder mehrere erfolglose Diäten hinter sich. Mit dem richtigen Konzept haben sie es dann doch geschafft!

Denke an nichts anderes als an Erfolg!
„Dieses Mal habe ich die passende Diät bzw. ich mache sie mir passend. Ich habe dieses Arbeitsbuch und werde motiviert bleiben und mein Ziel erreichen.“

29. Tag: Drei Notbremsen

Kennst du diese Situation? Du nimmst einen Schokoriegel in die Hand und noch bevor du ihn komplett gegessen hast, weißt du: „Ich will noch einen“. Mache dir bewusst: Die Nahrungsmittelindustrie gibt sich alle Mühe, um dich dazu zu bringen, mehr zu wollen. Ein höherer Konsum des Verbrauchers bedeutet mehr Geld für das Unternehmen.

Meide Nahrungsmittel, die dich immer dazu bringen, mehr zu wollen und bei denen du das Gefühl hast, nicht aufhören zu können.

Wenn du dich trotzdem in eine solche Situation gebracht hast, versuche den Bann mit der STOP-Übung (**Notbremse 1**) zu brechen.

Sollte die STOP-Übung nicht funktionieren, ziehe eine weitere Notbremse:

Verändere den Geschmack im Mund! (**Notbremse 2**)

- Beiße in eine Zitrone oder greife zu etwas mit einem völlig anderen Geschmack z.B. Paprika, Gurke, Nüsse...
- Putze dir die Zähne, wenn du die Möglichkeit dazu hast.
- Nimm einen zuckerfreien Kaugummi mit besonderem Geschmack oder ein scharfes Bonbon wie z.B. Fisherman's Friend in den Mund.

Notbremse 3:
Verlasse das Zimmer, räume das Essen umgehend weg, gehe spazieren (Puffertätigkeiten), spritze dir mit den Händen kaltes Wasser ins Gesicht...

<u>30. Tag:</u> Streicheleinheiten für die Seele

Was aber tun, wenn die Situation nicht akut ist, sondern wenn du ein allgemeines Gefühl von Schwäche, Leere, Antriebslosigkeit, Einsamkeit verspürst.
Oft zeigt sich ein solcher Zustand dadurch, dass man ständig Hunger verspürt, aber nicht richtig weiß, was man eigentlich essen will.

Das sind Anzeichen dafür, dass es sich nicht um Hunger handelt, sondern dass es an etwas anderem mangelt.

Schreibe auf, was dich bedrückt:
Fühlst du dich leer? Warum?
Fühlst du dich allein?
Bist du entmutigt?
Scheint dich eine schwierige Aufgabe zu erdrücken?
Hast du Probleme mit deinem Partner, deinen Eltern, deinen Kindern, einem Arbeitskollegen?

<u>Mache dir bewusst: Essen wird das Problem nicht lösen!</u>

Schreibe dir Möglichkeiten auf, wie du dir etwas Gutes tun kannst:

- ein warmes Bad mit beruhigendem Badezusatz
- ein Kuscheltier knuddeln oder den Hund streicheln
- von deinem Partner in den Arm nehmen lassen und deine Probleme erzählen
- mit der besten Freundin reden
- Blumen für dich selbst kaufen und dich daran erfreuen
- im Garten arbeiten, in die Natur gehen
- beruhigende Musik hören
- Kerzen mit einem guten Duft abbrennen lassen
- für ein paar Minuten ein Sonnenbad nehmen
- fröhliche oder inspirierende Geschichten und Zitate lesen
- Malen
- dir ein warmes Fußbad gönnen
- ins Bett schlüpfen, den Raum abdunkeln, die Decke über den Kopf ziehen, einfach nur Ruhe
- dir eine Wärmflasche bereiten

Streicheleinheiten für meine Seele

31. Tag: Bleib in Bewegung-Aktivitäten

Die anfängliche Motivation ist vielleicht schon etwas gedämpft und du kommst immer wieder an den Punkt, an dem du eigentlich heute mal keinen Salat essen willst oder du dich nicht zum Sport aufraffen kannst. Vielleicht hast du den einen oder anderen Tag schon geschwänzt und du merkst, dass es eigentlich ganz bequem so ist.

Wichtig ist, nicht komplett ins Stehen zu kommen.

Stell dir vor, du hast einen Karren schwer beladen und du musst ihn von einem Punkt zum anderen schieben. Der schwierigste Teil ist, diesen Karren in Bewegung zu bringen. Wenn er erst einmal rollt, brauchst du nicht mehr so viel Kraft aufzuwenden. Bleibst du aber stehen, musst du alle Kraft zusammennehmen, um ihn wieder anzuschieben. Also bleib in Bewegung!

Mach dir eine Liste von kleinen „Bleib in Bewegung-Aktivitäten“, die dir dabei helfen können, deinen Karren am Laufen zu halten.

Beispiele:

Heute keine Lust auf dein Sportprogramm? Dann mach einen kleinen Spaziergang.

Heute keine Lust auf 5 am Tag (Obst und Gemüse)? Esse einen Apfel als heutigen Obstanteil, anstatt gar kein Obst und Gemüse.

Heute keine Lust auf Wasser, lieber möchtest du heute Cola trinken? Trinke mindestens ein Glas Wasser.

Heute keine Lust eine neue Seite in diesem Buch zu bearbeiten? Schau dir eine bereits erledigte Seite an oder erinnere dich durch die Seite „Warum will ich abnehmen?“ an deine Beweggründe.

Meine „Bleib-in-Bewegung"-Aktivitäten

<u>32. Tag:</u> Armes Opfer – „Ich kann nicht“

Ich kann nicht..., ich schaffe es nicht...
Sätze, die du so beginnst, machen dich zum Opfer. Sie machen dich klein, du bist nicht Herr der Situation oder deines Lebens.

„Ich kann jetzt keine Diät machen, meine Nerven halten das nicht aus.“
„Ich schaffe es wieder nicht, es ist einfach zu schwer.“

Und dann kommt wieder diese Negativ-Spirale in Gang:
„Es ist alles so ungerecht, warum muss ich immer kämpfen?“
Und es geht abwärts und abwärts mit Stimmung und Motivation.
Beste Voraussetzung für einen Fressanfall und einen spontanen Abbruch der Diät.

„Ich kann nicht“ - „Ich schaffe es nicht“ - Wirklich???

Du bist nicht hilflos und niemand kann dich gegen deinen Willen zu etwas zwingen. Gib die Macht über dein Leben nicht an andere ab. Übernehme die Verantwortung für dein Handeln und spreche dir selbst Mut zu.

Antworte beim nächsten: „ Ich kann nicht“ mit:

Warum eigentlich nicht? Natürlich kann ich es! Ich schaffe es!
Ich habe schon so viel in meinem Leben geschafft!

Mache dir eine Liste und schreibe alles auf, was du in deinem Leben schon geschafft hast, auch wenn es mit Anstrengungen verbunden war (Schulabschluss, Berufsausbildung, Führerschein, Hausbau, tolle Wohnung, Freunde, Familie, Kinder, schöner Garten, toller Job...).

Hole dir positive Energie durch die Erinnerung an deine bisherigen großen und kleinen Erfolge, wenn du dich das nächste Mal in der Opferrolle wiederfindest.

Raus aus der Opferrolle!

„Ich kann nicht..."

Warum

eigentlich nicht?

Natürlich

kann ich das!

Das habe ich in meinem Leben schon alles geschafft:

33. Tag: Gefühle mit Essen kompensieren

Du hast dich vielleicht über einen Arbeitskollegen, deinen Partner oder deine Kinder geärgert, die Waschmaschine ist kaputt, das Geld ist knapp etc. Es ist eine Situation eingetreten, die ein negatives Gefühl bei dir ausgelöst hat. Vielleicht bist du heute auch einfach nur einsam oder fühlst dich ungeliebt, bist mit dir selbst nicht zufrieden.

Hunger hast du keinen, aber du möchtest ein Eis, eine Sahnetorte, einen Schokoriegel oder Salzstangen, eine fette Pizza...

Du weißt, dass du eigentlich jetzt nicht aufgrund von Hunger essen möchtest, aber du willst es trotzdem.

Wenn es sich nur um den einen oder anderen Vorfall handelt, ist das noch kein Problem. Aber auf Dauer wird es deine Diät, deine Motivation und dein Selbstbewusstsein sabotieren, wenn du isst, um deine Gefühle zu betäuben.

Frage dich das nächste Mal in einer solchen Situation: Brauche ich das jetzt wirklich?

Fertige dir Karten oder Zettel mit einem großen Fragezeichen darauf an (Vorlage S. 151) und hole diese hervor, wenn du gerade wieder in Versuchung bist, deine Gefühle einfach „wegzufuttern".

Vielleicht hält dich diese kurze Pause oder das Nachdenken das eine oder andere Mal von deinem ungesunden Essen ab.

34. Tag: Emotionales Essen seit Geburt?

Wir kommen nicht auf die Welt und essen, weil uns langweilig ist oder wir negative Gefühle betäuben möchten.

Als Baby hat man wahrscheinlich schon das eine oder andere Mal ein Fläschchen bekommen, weil Mama das Schreien falsch gedeutet hat. Der Grund für unser Schreien war vielleicht kein Hunger, sondern Bauchweh oder das Verlangen nach Mama.

Später gab es als Trostpflaster, wenn man gestürzt war, eine kleine Süßigkeit und schon fühlte man sich wieder besser.
Die Geburtstagsfeier war immer ein Superaufgebot an Kuchen, Muffins und Süßigkeiten.

Du hast gelernt: Essen ist Belohnung, Essen ist Trostpflaster.

Und heute?

„Was du brauchst, findest du hier nicht." - Lege dir Zettel oder Kärtchen mit dieser Nachricht (Vorlage S. 153) an heikle Plätze wie in den Süßigkeitenschrank, das Knabberfach, den Kühlschrank etc. um dir bewusst zu machen, dass du Gefühle nicht wegessen kannst.

Versuche dir darüber klar zu werden:
„Warum esse ich jetzt, ich habe doch keinen Hunger?" „Wie fühle ich mich?" „Was will ich wirklich?"

Schreibe deine Antworten auf. Hier ein paar Beispiele:

- Ich will jetzt schlank sein, mir geht das Abnehmen zu langsam.
- Die Arbeit nervt mich, eigentlich will ich einen anderen Job.
- Ich habe Kopfschmerzen und ich will meine Ruhe.
- Ich bin so müde und kann mich aber nicht hinlegen, weil ich keine Zeit habe.
- Ich habe Angst vor der Prüfung.
- Ich habe Muskelkater und will eigentlich überhaupt keinen Sport machen.
- ...

Führe diese Übung immer durch, wenn du merkst, dass du wegen negativer Gefühle essen möchtest oder einfach mal Dampf ablassen willst.
Du kannst deine Gedanken auch aufschreiben und das Blatt danach schreiend zerreißen, im Ofen verbrennen, durch den Aktenvernichter schicken....
Ganz nach deiner aktuellen Gefühlslage!

?	Was will ich jetzt wirklich? Wie fühle ich mich? Warum esse ich jetzt, obwohl ich keinen Hunger habe? Wer oder was ärgert mich?

35. Tag: Aufhören zu essen, wenn es nicht schmeckt

Du bist gerade beim Bäcker und dein Blick fällt auf ein Stück lecker aussehende Erdbeer-Sahne-Rolle. Du kaufst sie, kommst nach Hause, das Wasser läuft dir schon im Mund zusammen. Du nimmst den ersten Bissen und erwartest eine kleine Geschmacksexplosion. Doch was ist das? Irgendwie schmeckt die Erdbeersahne nicht so gut, wie du es dir vorgestellt hast. Du bist ein bisschen enttäuscht, aber du isst weiter, bis nichts mehr davon übrig ist.

Warum eigentlich?
Wenn es nicht schmeckt, dann höre auf zu essen! Der Geschmack wird nicht besser werden und du nimmst unnötig Kalorien zu dir, die nicht einmal Genuss bringen.

Du musst etwas nicht essen, weil es gut schmecken sollte und auch nicht, weil es Geld gekostet hat. Wenn es nicht schmeckt, höre einfach damit auf.

Versuche ab heute achtsamer zu essen und wenn dir etwas nicht schmeckt, dann höre auf zu essen!

Die 5. Woche ist geschafft! Weiter so!

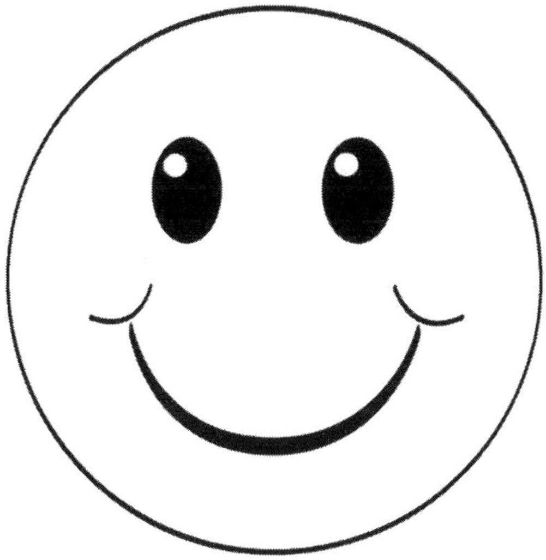

Denkanstoß für diese Woche:

Vielleicht ist jetzt nicht der richtige Zeitpunkt...

Ich habe nicht die Nerven dazu, vielleicht schaffe ich es nächste Woche, da habe ich kein anstrengendes Meeting etc. ...

Durch diese Ausreden gibst du die Verantwortung für dein Tun ab.

Bitte bedenke: Es wird nie die perfekte Zeit geben, um abzunehmen. Das Leben bringt immer Herausforderungen mit sich. Selten läuft etwas absolut reibungslos.

Du kannst es schaffen, auch wenn Gegenwind kommt!

36. Tag: Die Umleitung - AKUT

Wie kann man damit aufhören, negative Gefühle wegessen zu wollen?

Die Wahrheit ist: Es gibt auch hier keinen Zaubertrick!

Du kannst allerdings versuchen, einen Puffer einzubringen, um diesen ständigen Kreislauf zu durchbrechen.

Das wird nicht immer klappen, aber es wird dir helfen, diese alte festgefahrene Gewohnheit (negatives Gefühl – Essen) zu durchbrechen und eine neue Gewohnheit aufzubauen.

Häufiger Umgang mit negativen Gefühlen BISHER:

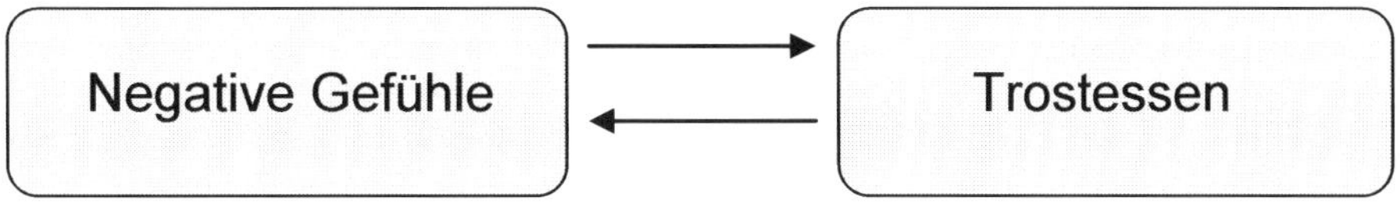

Negative Gefühle führen zu Frust-/ Trostessen. Danach hat man wieder negative Gefühle wie z.B. Wut über sich selbst, Enttäuschung usw.

Umleitung am Essen vorbei durch Pufferreaktion

Die bisherige Reaktion mit Essen auf negative Gefühle sollte sich durch die Pufferreaktion reduzieren bzw. ganz auflösen.

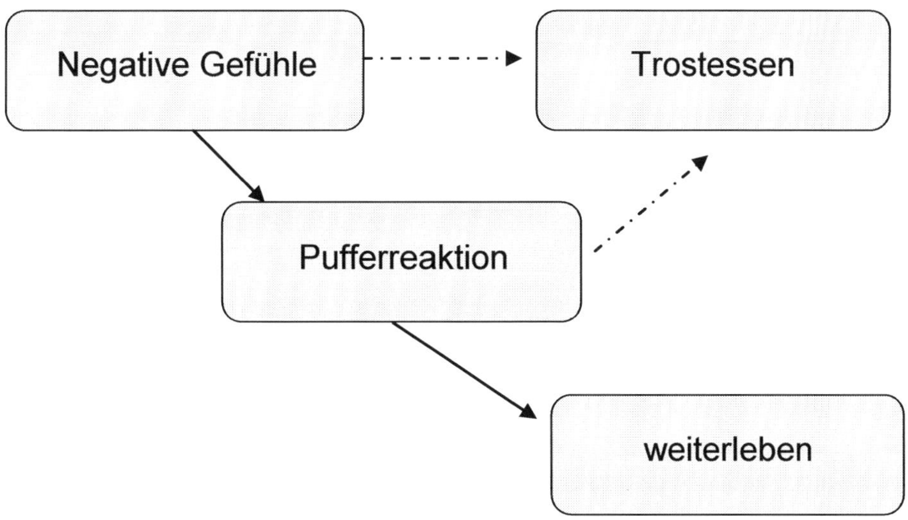

Wie könnte deine Pufferreaktion auf negative Gefühle aussehen?

- Atemübung: Konzentriere dich auf deinen Atem, falls möglich öffne das Fenster oder gehe an die frische Luft und atme tief in den Bauch hinein - Ruhe rein – Unruhe raus.
- Lege dir einen Anti-Stressball zu und drücke ihn mit aller Wut mehrmals oder schmeiße ihn gegen die Wand
- Kaufe dir ein gutes Zitatebuch, Motivationsbuch o.ä. und lies darin, um dich wieder zu beruhigen und Hoffnung zu schöpfen
- Stell dir den Küchenwecker und mache 10 Minuten lang etwas anderes, lenke dich ab, nimm den Staubwedel in die Hand...
- Ziehe die Mundwinkel hoch, versuche zu lachen, an etwas Lustiges zu denken, Witze zu lesen – auch wenn deine Reaktion irgendwann zu hysterischem Lachen wird oder in Weinen übergeht, egal!
- 10 Min auf dem Crosstrainer, Seilspringen oder andere körperliche Aktivität
- 10 Min Spaziergang und tief durchatmen
- 10 Min. etwas anderes machen, das deine Konzentration erfordert.
- 10 Min. Vokabeln lernen – mache aus der Not eine Tugend und vertiefe deine Sprachkenntnisse, lerne neue Vokabeln
- Singe laut
- Schreie laut (vielleicht im Auto)
- Höre beruhigende Musik (Klassik, Naturklänge) oder spiele ein Musikinstrument (Trommeln hilft auch beim Wut ablassen – bei toleranten Nachbarn kein Problem)
- Schreibe auf, was dich ärgert und vernichte diese Aufstellung
- Verlasse das Haus bzw. gehe vom Essen weg

Schreibe dir auf, was du machen kannst, um ca. 10 Minuten Puffer auszufüllen, um dich vom Essen abzulenken.

Verinnerliche deine Liste. Versuche die gleichen Aktivitäten auszuwählen, damit sich wieder eine neue Gewohnheit bilden kann.

Meine Pufferreaktionen

37. Tag: Motivation durch Abschreckung

Positive Bilder und Emotionen sind wichtig für deine Abnehm-Motivation. Ganz am Anfang hast du dir deine persönliche Collage mit Wunschbildern zusammengestellt.

Es kann aber auch sehr wirkungsvoll sein, sich durch Abschreckung zu motivieren. Erstelle dir heute eine Collage mit abschreckenden Bildern aus Zeitschriften oder dem Internet. Stichworte für die Bildersuche sind z.B. fett, XXL-Portionen, dick... Viele dieser Bilder schrecken wirklich ab und können dich dazu bringen, bewusster zu essen. Stell dir vor, du müsstest eine dieser XXL-Portionen essen. Du wirst Abscheu empfinden.

Auch hier kannst du dir kleine Abschreckungskärtchen basteln, die du mitnehmen kannst (Vorlage S. 155).

Meine Abschreckungs-Collage

38. Tag: Nein sagen und weggehen

„Ja“ oder „Nein“ zu einer bestimmten Sache zu sagen ist eine Entscheidung, die du innerhalb einiger Sekunden triffst.

Je schneller du „Nein“ sagst und vom Essen weggehst, desto größer ist die Chance, es auch durchzuhalten.

Wenn du weiter über den Schokoriegel nachdenkst, gibst du dem Essen mehr Macht und es wird schwieriger zu widerstehen.

„Nein, ich will nicht“ und wegdrehen oder weggehen. Damit ist der Vorgang abgehakt – du hast deine Entscheidung getroffen.

Das Gleiche gilt für das Abräumen des Tisches. Räume die Reste umgehend aus deinem Blickfeld in den Komposteimer, den Müll oder in eine Plastikdose zum Aufbewahren in den Kühlschrank. Falls du sie nicht sofort wegräumst, siehst du sie noch einige Male an und hast die Option, doch noch zuzugreifen. Aus den Augen, aus dem Sinn!

39. Tag: Gut gemacht!

Negative Gedanken, Gefühle und Situationen können wir uns leichter merken, als etwas Positives. Heute aber lenkst du deinen Blick ausschließlich auf das Positive.

Was hast du heute gut gemacht?
Was ist dir heute Positives widerfahren?
Wo hast du „Glück" gehabt?
Wann hast du gelacht?
Wann hast du Liebe oder Freundschaft gespürt?
Wer hat dich angelächelt?

Schreibe wirklich jede positive Kleinigkeit auf, von „viel getrunken, Obst gegessen, gut gekocht" bis hin zu „Kollegen XY einen Gefallen getan".

Tipp: Führe ein Glückstagebuch!
Das macht glücklicher, weil man aufmerksamer wird für das Positive im Alltag.

Was war heute positiv?

Was habe ich heute gut gemacht?

40. Tag: Hat es keiner bemerkt?

Du hast schon 5 Kilo abgenommen und keiner spricht dich darauf an. Du fängst an zu zweifeln. Sieht denn keiner meine Veränderung?

Es gibt verschiedene Reaktionen auf Abnehmerfolge:

1. Leute bemerken es und sprechen dich direkt darauf an: „Wow, hast du abgenommen!“ Manche bewundern deinen Erfolg oder fragen, wie du es denn geschafft hast (oft aus eigenem Interesse, weil sie selber abnehmen möchten).
2. Leute bemerken es nicht, weil sie mit sich selber und ihren eigenen Problemen beschäftigt sind.
3. Dann gibt es noch diejenigen, die es bemerken und dich nicht darauf ansprechen, weil sie dir nicht indirekt sagen wollen, dass du ja vorher dicker warst.

Es ist etwas heikel, jemanden auf seinen Abnehmerfolg anzusprechen.

Wenn du nicht angesprochen wirst, bedeutet es nicht, dass keiner deine Veränderung bemerkt hat oder es dir nicht gönnt.

Grundsätzlich sollte es für dich nicht so wichtig sein, was andere zu deiner Veränderung zu sagen haben. Du siehst und spürst den Unterschied. Sei zufrieden mit dir selbst und freue dich über deinen bisherigen Erfolg.

41. Tag: Essen sollte nicht das Wichtigste in deinem Leben sein

Wenn jemand abnehmen möchte und es wiederholt nicht schafft, kann das zu einer Art Besessenheit führen. Ein neues Diätbuch, eine neues Abnehm-Wunderpulver,… alles ausprobieren. Ich muss es einfach schaffen!

Essen und Diät sollte aber nicht das Wichtigste in deinem Leben sein.

Was ist dir sonst noch wichtig? Mache eine Prioritätenliste.
Was steht an welcher Stelle?
Willst du an der Reihenfolge etwas ändern?
Verteile deine Prioritäten neu!

Suche dir einen Bereich aus, mit dem du dich intensiver beschäftigen möchtest und überlege dir, was du tun kannst, um etwas zu verändern.

Wie könntest du gleich heute damit beginnen, indem du einen ersten, kleinen Schritt machst?

Was ist mir wichtig? Prioritäten aktuell?

1 Diät/Abnehmen
2 Arbeit
3 Familie
4 Partner
5 Freunde
6 Freizeit
7 Gesundheit

Was möchte ich verändern?

Neue Reihenfolge meiner Prioritäten?

1 Familie (vielleicht 1x die Woche einen Spieleabend, gemeinsame Aktivität)
2 Partner (mehr Zeit füreinander nehmen, besser zuhören)
3 Freunde (telefonieren, etwas unternehmen)
4 Diät/Abnehmen
5 Arbeit (ich möchte weiterkommen in meinem Beruf, Fortbildung starten)
6 Freizeit + Gesundheit (Gesundheitssport in Freizeit 2x die Woche, Entspannungskurs)

Was ist heute mein 1. Schritt?

Spieleabend heute nach Abendessen von ca. 18 – 19 Uhr

Was ist mir wichtig? Prioritäten aktuell?

Was möchte ich verändern?

Neue Reihenfolge meiner Prioritäten?

Was ist heute mein 1. Schritt?

42. Tag: Geschafft!

Durch das konsequente Bearbeiten deiner täglichen Aufgaben hast du schon sehr viele Schritte auf deinem Weg zu deiner Wunschfigur zurückgelegt. Vielleicht hast du dein Wunschgewicht schon erreicht, vielleicht musst du auch noch ein Stückchen gehen. Es kommt natürlich darauf an, wie viel Gewicht du verlieren möchtest. Bis zur Erreichung deiner Wunschfigur solltest du ein Diät-Tagebuch führen, um dich weiterhin mit deinen Gefühlen auseinanderzusetzen, deine Nahrungsaufnahme im Blick zu behalten und motiviert zu bleiben.

Für deinen weiteren Weg, also die letzten überflüssigen Pfunde oder das Halten deines Gewichts, kannst du die Übungen gerne wiederholen. Durch Wiederholung werden neue positive Gewohnheiten geschaffen und können sich so dauerhaft manifestieren.

Führe heute wieder die Feststellung deines IST-Standes durch und vergleiche deine Fotos und Angaben von HEUTE mit deinem Startblatt auf Seite 10.

Was hat sich verändert?

IST-STAND am ______________

Gewicht:		Unterarm:		Po:	
Körperfettanteil:		Brust:		Oberschenkel:	
BMI:		Bauch:		Knie:	
Oberarm:		Taille:		Unterschenkel:	

Die 6. Woche ist geschafft! Du hast das Programm komplett durchgearbeitet!

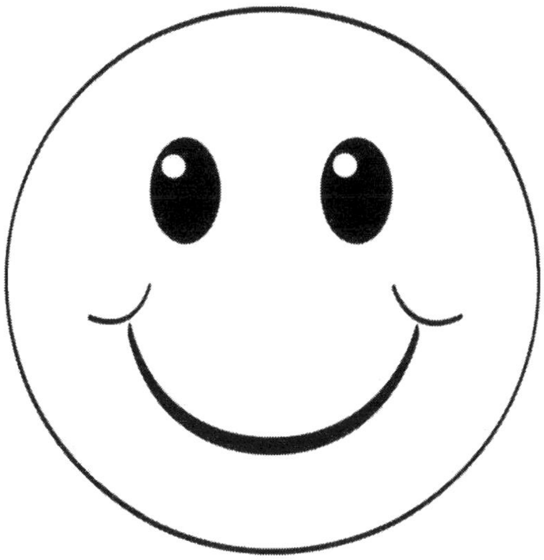

Herzlichen Glückwunsch!!!

Vorspulen und auf den Erfolg zurückblicken

Spule jetzt in Gedanken in deinem Leben vor. Es ist der 10.10.2014.
Du hast dein Wunschgewicht durch deine aktuelle Diät erreicht und lebst seit einiger Zeit zufrieden mit deinem Gewicht.

Du siehst gut aus, fit und schlank.
Stell dir das Bild ganz genau vor: Welche Kleidung und welche Frisur trägst du? Wie fühlst du dich? Voll Energie, gesund, stark, erfolgreich? Was machst du heute? Treibst du immer noch Sport? Isst du vielleicht etwas mehr Gemüse? Trinkst du einen aromatischen Tee, wenn du dich nicht so gut fühlst, anstatt nach einem Schokoriegel zu greifen?

Behalte dieses Bild in deinem Kopf, auch wenn deine Reise nach diesem Programm noch weiter geht.

Ich wünsche dir viel Glück und Erfolg auf deinem weiteren Weg!

Dein Abnehmguru

Teil 2:

Der Motivationsteil

Deine materielle Belohnung

In diesem Motivationsteil werden deine Leistungen sofort sichtbar und nicht erst dann, wenn du dein Wunschgewicht erreicht hast. Das wird dir helfen, auf dem Weg zu deinem Ziel motiviert zu bleiben.

Für jeden Tag, an dem du mit diesem Programm arbeitest, kannst du einen Smiley ausmalen oder ankreuzen.

Lege einen Wert für deinen Smiley fest z.B. 1 Euro. Überlege dir dann eine Belohnung, die du mit dem Gesamterlös am Ende des Programms oder zu einem bestimmten Zeitpunkt (nach Erreichung deines Zielgewichts) kaufen möchtest. Je nach festgelegten Wert kann das eine Kosmetikbehandlung, ein neues Accessoire, eine neue Frisur, neue Kleidung, ... sein.

Visualisiere mit Bildern und Gefühlen die Situation, wenn du für den Gesamtbetrag einkaufen gehst.

Die Smiley-Karte als Belohnungssystem ist auch ideal kombinierbar mit anderen Erfolgen z.B. für mehr Bewegung, eine Sporteinheit extra, weniger Süßigkeiten, ein Kilo weniger usw... Damit du diese Zusatz-Smileys auch in Verbindung mit deinem Abnehmguru-Abnehmplaner vergeben kannst, enthält der Motivationsteil 4 Smiley-Karten. Du kannst dir aber auch dein eigenes Bewertungssystem erstellen.

Wert des Smileys:

Für den Gesamtbetrag belohne ich mich mit:

Zwischenerfolge feiern

Du kannst dir auch Zwischenstationen einbauen, wie z.B. eine Gesichtsmaske bei den ersten 10 Smileys, bei 20 Smileys eine Haarkurpackung usw.

Für meine Smileys gönne ich mir....

Anzahl SMILEYS	Belohnung

10

20

30

40

50

60

70

80

90

100

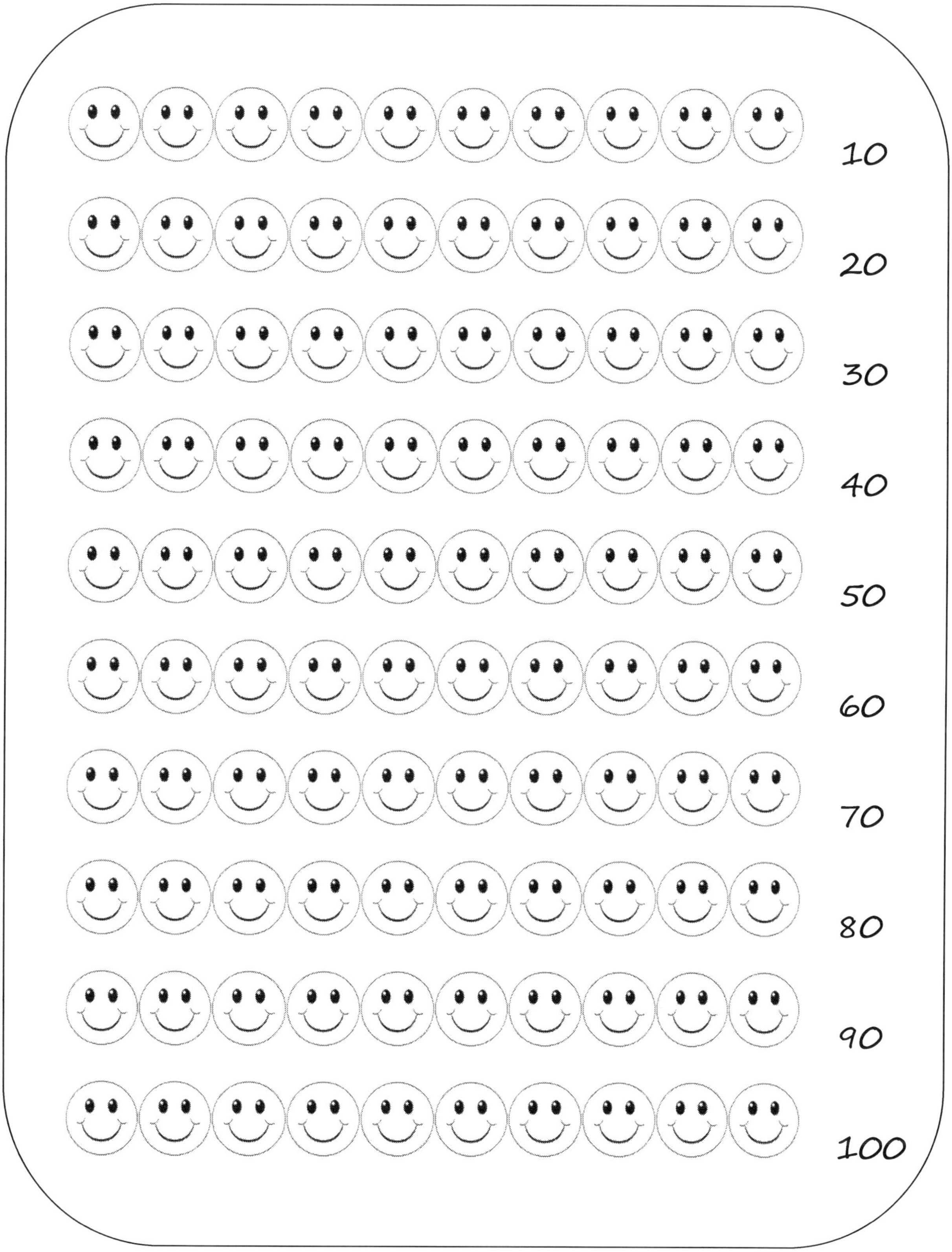
10
20
30
40
50
60
70
80
90
100

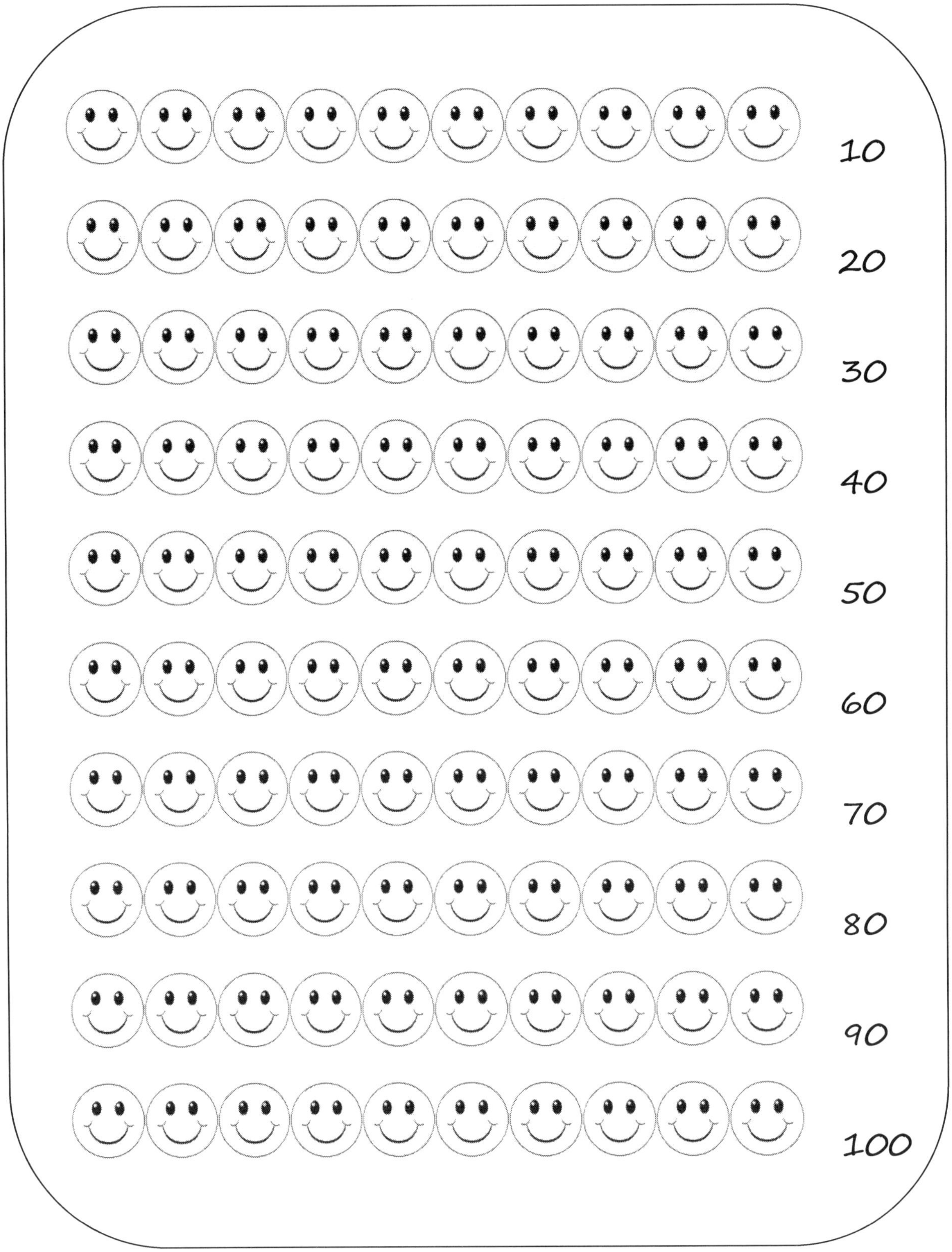
10
20
30
40
50
60
70
80
90
100

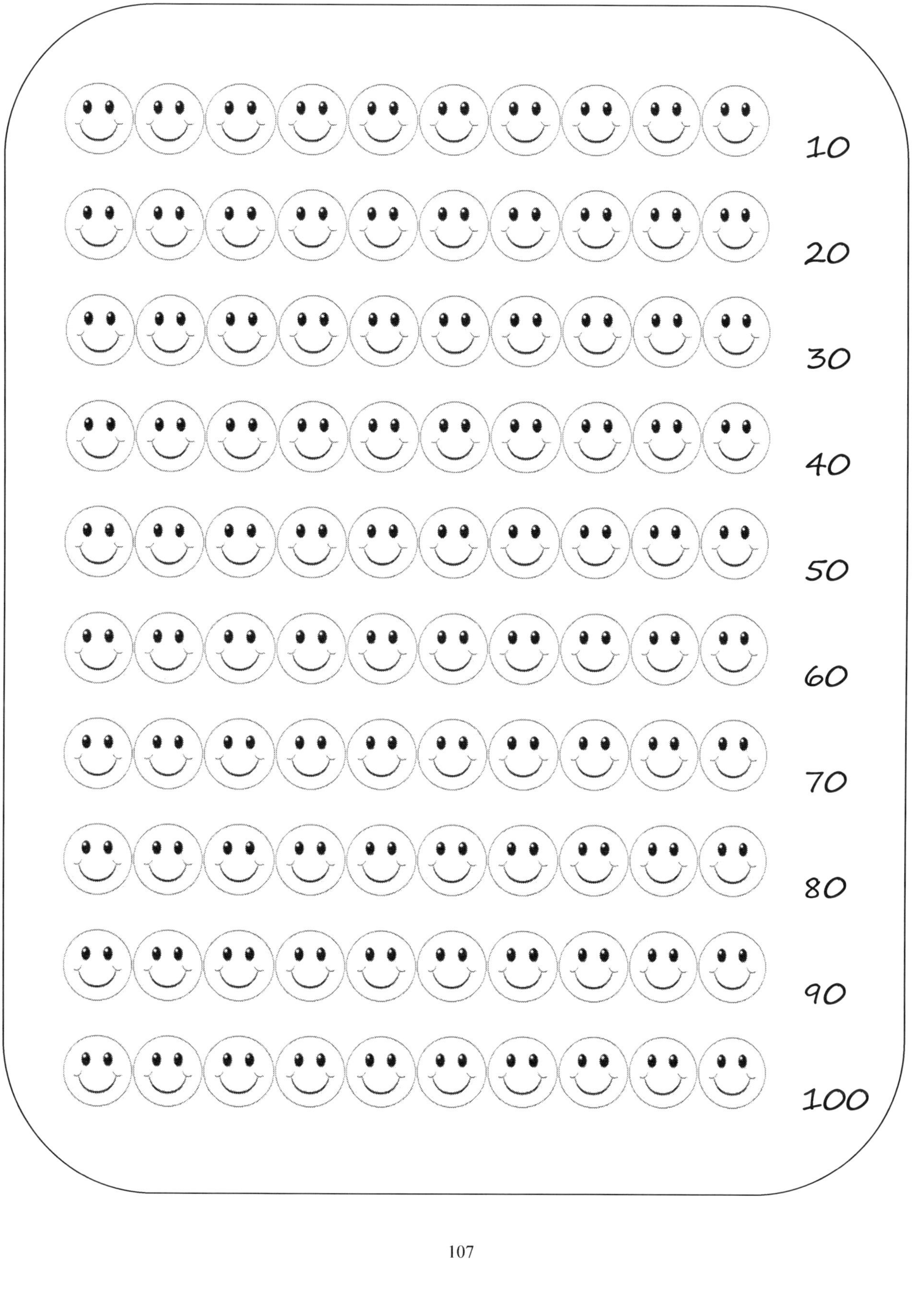
10
20
30
40
50
60
70
80
90
100

Teil 3:

Bonuskapitel 1

Süßes im Griff !
Ausstieg aus der Süßigkeitensucht

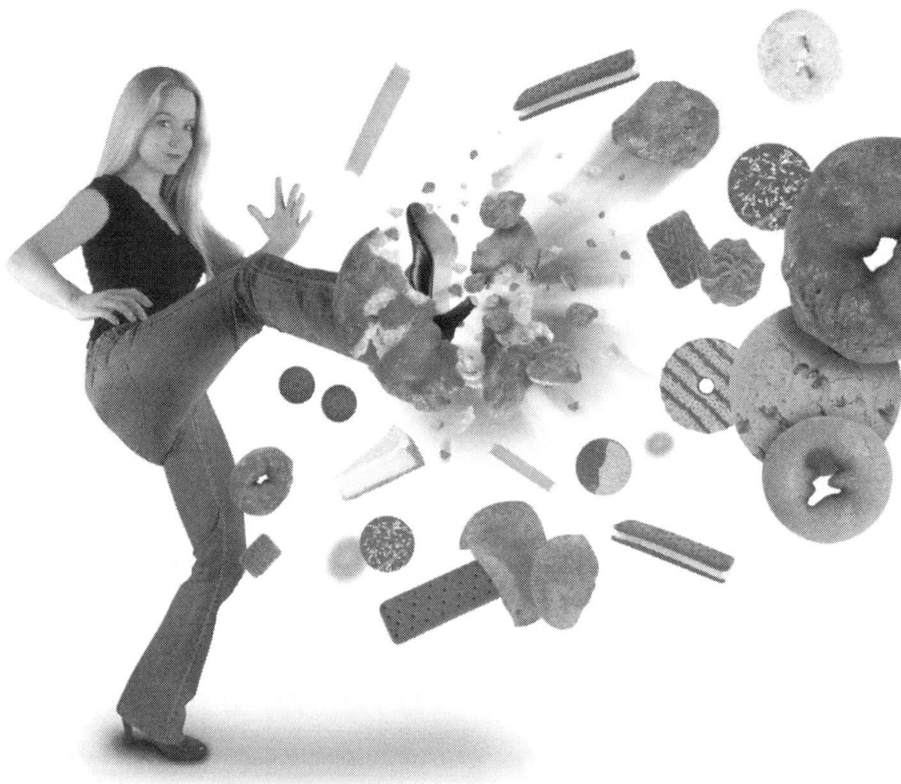

Bild © HaywireMedia www.fotolia.com

Mit dem Süßigkeitenportionierer-Tipp!

Zu viel Zucker – zu viele Süßigkeiten

Der Heißhunger auf Süßes oder ein hoher Süßigkeitenkonsum stellen sich oft als größtes Problem bei einer Diät dar.

Zucker ist eigentlich ein überflüssiges Produkt. Hinter der Erzeugung und Vermarktung steht eine riesige Maschinerie, die uns dazu bringen möchte, immer noch mehr zu konsumieren.

In sehr vielen Speisen wird ein künstlicher Zuckeranteil zugesetzt, mit dem Ziel uns zum „mehr Wollen" anzuregen. In der Werbung wird uns vorgegaukelt, wie gesund Puddings, Schokoriegel etc. für unsere Kinder sind. „Mit einer extra Portion Milch" - ja und ganz viel Zucker... - das wird jedoch nicht gesagt.

Zucker ist ein Genussmittel. Man gewöhnt sich schnell daran und nimmt viel zu viel zu sich. Der Körper wird mit übermäßiger Energie versorgt und diese wird in Form von Fettreserven gespeichert.

Wie kannst du diesen Süßigkeiten-Hunger und deinen Zuckerkonsum in den Griff bekommen?

- Durch die richtige Ernährung
- Durch Achtsamkeit und Umdenken
- Mit Hilfe von Mengenbeschränkungen

Wir können nichts dafür

Schon Babys reagieren auf eine süße Flüssigkeit mit einem Lächeln. Wir mögen Süßes, das ist uns schon angeboren. Für unsere Vorfahren bedeutete „süß" liefert Energie und ist nicht giftig.

Das Glück konsumieren

Zucker erhöht den Dopamin- und Serotoninspiegel und aktiviert das Belohnungssystem im Gehirn. Wir fühlen uns gut, entspannt und glücklich. Der Mensch braucht Belohnungen für sein seelisches Wohlbefinden und wird immer eine Möglichkeit suchen, in diesen Belohnungszustand zu kommen. Durch Süßigkeiten geht das einfach und schnell. Wir konsumieren also unser Glück.

Zucker kann zu suchtähnlichem Verhalten führen und verschiedene Krankheiten auslösen: Gewichtszunahme, Herzkrankheit, hoher Blutdruck, hoher Cholesterinwert, frühzeitiges Altern, Schlafstörungen, Hyperaktivität, Depression,.....

Die Zuckersucht

Eine Studie der Princeton University hat ergeben, dass regelmäßiger Zuckerkonsum ähnliche Veränderungen im Gehirn auslösen kann, wie eine Kokain- und Morphinabhängigkeit. Auch bei Zucker kann es zum Verlust der Selbstkontrolle und zu Abhängigkeit kommen.

Anzeichen von Zuckersucht sind ein sehr hoher Zuckerkonsum und ein hoher Stellenwert von zuckerhaltigen Produkten im täglichen Tagesablauf.

Ein Zuckersüchtiger legt nicht unbedingt ein anderes Verhalten an den Tag als z.B. ein Raucher, der dringend eine Zigarette braucht.

Hast du vielleicht auch schon mal den ganzen Tag auf Süßigkeiten im Rahmen einer Diät verzichtet und nachts dann den Süßigkeitenschrank geplündert?

Versuchen wir auf Zucker zu verzichten oder ihn in unserer täglichen Nahrungsaufnahme zu reduzieren, wird es uns auch ganz schön schwer gemacht.

Zucker befindet sich nicht nur ganz offensichtlich in Süßigkeiten wie Schokolade, Kuchen, Kekse, sondern auch in versteckter Form in Fruchtjoghurts, Fertigmüslis, probiotischen Joghurtdrinks, Ketchup, vielen Fertiggerichten, und einigem mehr...

Entzugserscheinungen

Wenn man an eine hohe Zuckeraufnahme gewöhnt ist und plötzlich den Konsum einschränkt, können folgende Arten von Entzugserscheinungen auftreten:

- man hat seine Emotionen nicht unter Kontrolle: ist gereizt
  (Streit mit Partner, „alle nerven", die Kinder werden grundlos angebrüllt)
- man fühlt sich überfordert, schlapp und abgeschlagen
- man ist geistig nicht ganz leistungsfähig, fehlende Konzentration
- man greift auf Ersatzdrogen wie Koffein, Alkohol oder Zigaretten zurück.

Um eine Gewichtsreduktion zu erreichen und gesünder zu leben, musst du Kontrolle über deinen Zuckerkonsum bekommen. Der Körper lernt schnell, sich wieder an kleinere Mengen Zucker zu gewöhnen, auch wenn es anfangs etwas Disziplin erfordert.

Was ist physischer und psychischer Hunger?

Der physische Hunger entsteht durch Vorgänge im Körper, z.B. das Auf und Ab des Blutzuckerspiegels oder nach einer längeren Mahlzeitenpause, wenn der Körper wirklich wieder Energie benötigt.

Der psychische Hunger kann auch auftreten, wenn man gerade ausreichend gegessen hat. Man möchte emotionale Bedürfnisse stillen.

Physischer Süßigkeitenhunger

Durch einen Vitamin- und Mineralstoffmangel (z.B. Magnesium, Chrom, Selen, Vanadium) können Heißhungerattacken auf Süßes ausgelöst werden. Die heutige Überernährung durch weiterverarbeitete Lebensmittel wie Weißmehl, Fertigkost, Industriezucker,.. kann diesen Mangel hervorrufen. Ein solcher Mangel führt zu einem niedrigen Blutzuckerspiegel und dadurch wird das Verlangen nach einem schnellen Zuckerschub gesteigert.

Empfohlene Lebensmittel gegen diesen Mangel: Linsen, Vollkorn, Buchweizen, Sojabohnen, Petersilie, Äpfel, Brokkoli, Paprika, Olivenöl, schwarzer Pfeffer.

Eine ballaststoffreiche Ernährung hält den Blutzuckerspiegel auf gleichbleibendem Niveau.

Bei Nahrungsmitteln wie Weißbrot ist der Ballaststoffgehalt der Lebensmittel zu niedrig und der Sättigungswert auch gering. Der Blutzucker schnellt in die Höhe.

Zuckerreiche Lebensmittel liefern dem Körper sehr schnell viel Energie bei geringem Volumen. Ballaststoffreiche Lebensmittel füllen den Magen stärker, der Blutzuckerspiegel steigt langsamer an und sinkt auch langsamer wieder ab – man bleibt länger satt.

Süßes macht wieder Lust auf Süßes

Kohlenhydrate, Zucker und ballaststoffarme Lebensmittel benötigen große Mengen an Insulin um verstoffwechselt zu werden. Die ständige Insulinkonzentration im Blut wirkt appetitsteigernd und sorgt für Fetteinlagerungen im Körper. Der Kreislauf gewöhnt sich allmählich an das süße Leben.

Maßnahmen gegen physischen Süßigkeitenhunger

Die Ernährung im Fokus

Der Blutzuckerspiegel

Durch eine ausgewogene, ballaststoffreiche Ernährung mit regelmäßigen Mahlzeiten kann man seinen Blutzuckerspiegel stabilisieren. Vollwertiges Getreide, Proteine, Obst und Gemüse kurbeln den Stoffwechsel an und treiben den Blutzuckerspiegel nicht unnötig in die Höhe. Man kann sich besser konzentrieren, ist leistungsfähig und hat nicht ständig Hunger.

Gewürze

Zimt (auch sehr gut für den Stoffwechsel), Nelke, Kardamom, Muskat und Koriander verringern durch ihren süßlichen Geschmack das Verlangen nach Süßem.
Durch scharf gewürzte und sehr herzhafte Speisen (oft durch Geschmacksverstärker) kann man mehr Lust auf etwas Süßes bekommen. Ebenfalls nach dem Genuss von Knoblauch oder Zwiebeln. Oft möchte man auch nur den etwas unangenehmen Nachgeschmack wieder loswerden. Eine Xylit-Spülung nach dem Essen oder gesunde Snacks wie beispielsweise Mandeln können helfen.
Als Würzmittel immer zu empfehlen sind frische oder getrocknete Kräuter, o.g. Gewürze sowie auch Kreuzkümmel und Kurkuma.

Protein

Auch ein Proteinmangel kann zu Zuckerhunger führen. Falls deine Ernährung sehr proteinarm ist, kannst du Salat und Gemüse mit hochwertigen Eiweißlieferanten ergänzen: Sprossen, Nüsse (Mandeln), Ölsaaten, Eier, Fisch....

Vorsicht bei Geschmacksverstärkern

Achte darauf, dass deine Hauptmahlzeiten deinen Appetit auf Zucker nicht noch verstärken. In Gerichten enthaltenes Glutamat, Hefe als Geschmacksverstärker, Fertigwürze, künstliche Süßstoffe oder auch stark gewürzte Speisen können Auslöser dafür sein.

Kohlenhydratarme Diäten können Süßigkeitenhunger auslösen

Heißhungerattacken auf Süßigkeiten können auch das Ergebnis von streng kohlenhydratarmen Diäten sein. Der Körper versucht sich die Kohlenhydrate wieder auf andere Art und Weise zu holen.

Zucker führt zu Unterzuckerung

Industriezucker oder Lebensmittel, die industriell verarbeitet wurden, enthalten nur wenige oder gar keine Ballaststoffe, Nährstoffe oder Wasser. Die Bauchspeicheldrüse schüttet deswegen eine große Menge an Insulin aus. Durch das Insulin wird zu viel Glukose aus dem Blut in die Zellen befördert und der Blutzuckerspiegel fällt in den Keller. Es kommt zu einer Unterzuckerung. In schweren Fällen kann das Herzklopfen, Pulsrasen oder Kreislaufprobleme auslösen oder Begleiterscheinungen wie Gereiztheit, Konzentrationsschwäche, Stimmungsschwankungen, Schlappheit, Nervosität. Es folgt der Heißhunger auf Zuckerhaltiges und dann wieder der Konsum. Der Blutzuckerspiegel steigt, man fühlt sich wieder besser und der Kreislauf beginnt von vorne. Der nächste Unterzucker ist in Sicht.
Zucker wird auch in sehr vielen Fertiggerichten zugesetzt: Achte unbedingt darauf, was auf den Etiketten steht: Zucker, Fruchtzucker, Glucosesirup, Glucose-Fructose-Sirup usw.

Lebensmittel als Süßigkeiten-Ersatz

- Gesunde Lebensmittel als Alternative für das Süßigkeiten-Bedürfnis sind z.B. Gurken, Topinambur, Karotten, Vollkornbrot (lange kauen, dann merkt man die Süße) und Ingwertee.

- Natürliche Süßigkeiten-Alternativen sind Obst mit wichtigen Vitaminen, Mineral- und Ballaststoffen und einem hohem Wassergehalt. Obst aktiviert aber leider nicht das Belohnungssystem wie es z.B. bei Schokolade der Fall ist.
  Die Konsistenz von Süßigkeiten und Snacks spielt ebenfalls eine Rolle. Schokolade schmilzt auf der Zunge, das ist ein angenehmes Gefühl, und obendrein der süße Geschmack. Chips knacken so schön und der salzige, fettige Geschmack ist so verführerisch.

- Honig
  In Studien hat sich herausgestellt, dass er den Blutzuckerspiegel nicht so stark irritiert wie Industriezucker. Honig ist süßer und man nimmt automatisch nicht so viel davon. Der Appetit wird schneller gestillt als bei Haushaltszucker.

- Vielleicht sind auch Produkte aus dem Reformhaus etwas für dich. Probiere doch einmal ungezuckerte Fruchtschnitten oder Energieriegel. Es sollte kein Zucker zugesetzt sein, auch kein Vollrohrzucker.

- Trockenfrüchte

- Mandeln
  Sie haben viele gesundheitliche Vorteile. Durch ihren Gehalt an ungesättigten Fettsäuren senken sie das schlechte Cholesterin und haben einen günstigen Einfluss auf den Blutdruck.
  Warum helfen Sie beim Abnehmen? Sie unterstützen eine Diät, weil die enthaltenen Ballaststoffe und der hohe Eiweißgehalt satt machen. Ballaststoffreiche Lebensmittel können verhindern, dass Fette und Kalorien vom Körper aufgenommen werden. Mandeln verringern den glykämischen Index von kohlenhydrathaltigen Mahlzeiten.

Sie wirken basisch, passen also gut in eine basenreiche Ernährung. Durch ihre prebiotische Wirkung harmonisieren sie die Darmflora.
Verwendung finden Sie am besten als Zwischenmahlzeit z.B. gehackt in Joghurt oder Früchtequark oder als ganze Mandel. Man kann sie auch einer Hauptmahlzeit hinzufügen oder als gesunde Vorspeise zu sich nehmen. Sie schmecken sehr gut als Abschluss einer Hauptmahlzeit, um dem Süßigkeitenhunger entgegen zu kommen. Die Mandeln sollten nicht karamellisiert oder gezuckert sein, denn dann erzielen sie diese Wirkung nicht.

Da der Körper an die konzentrierte Süße von Industriezucker gewöhnt ist, kann es etwas dauern, bis man sich an die natürliche Süße gewöhnt und damit auch zufrieden ist. Wenn man dann wieder seinen alten Schokoriegel ausprobiert, kann er plötzlich zu süß schmecken.

Trinken

Softdrinks, zuckerhaltige Tees und Säfte, Kaffee mit Extra-Zucker – diese Getränke liefern schnell jede Menge Zucker und Kalorien und erschweren das Abnehmen.

Viel zu trinken ist während einer Diät wichtig. Die Getränke sollten allerdings zuckerfrei sein, möglichst 1,5 l bis 2 l Wasser täglich. Versuche den Konsum von Zucker-Drinks zu reduzieren und auf viel Wasser umzusteigen. Wasser kannst du mit einem Spritzer Zitrone oder frischen Minz- und Melisseblättern schmackhafter machen. Probiere auch einmal Zimt anstatt Zucker im Kaffee. Ersetze die eine oder andere Tasse Kaffee gegen einen Tee, der deine Fettverbrennung gleichzeitig unterstützt, z.B. Grüner Tee oder Ingwertee.

Tipp für den Sommer: Ein Glas Wasser mit Eiswürfel aus Kaffee oder Früchten aufpeppen.

Koffein und Alkohol

Alkohol ist generell sehr unproduktiv für das Abnehmen, weil er den Fettstoffwechsel negativ beeinflusst. Koffein und Alkohol können zu Blutzuckerschwankungen führen und dadurch zu Unterzuckerung in Verbindung mit Heißhungerattacken. Während einer Diät sollte man Alkohol am besten komplett vermeiden und Koffein nur in Maßen genießen. Ein Tässchen Espresso nach dem Essen ist allerdings sehr gut für den Stoffwechsel.

Bitterstoffe

Bitterstoffe fördern den gesamten Verdauungsprozess.
Durch die Lebensmittelindustrie wurde unser Geschmackssinn auf süß und salzig getrimmt. Wir essen gern süß, salzig, sauer und auch mal scharf. Durch Geschmacksverstärker wurden wir geschmacklich auf herzhaft-pikant geprägt.

Unsere Zunge hat mehr Rezeptoren für den Geschmack bitter als für süß. Bei regelmäßiger Einnahme dominieren Bitterstoffe unser Geschmacksempfinden und verdrängen den Süßhunger.

Früher nahm der Mensch noch Bitterstoffe in Salaten, Gemüse, Wurzeln und Kräutern zu sich. Heute stoßen Bitterstoffe meist auf Ablehnung. Damit der Mensch mehr konsumiert, wurde versucht, die Bitterstoffe aus der Ernährung zu entfernen, z.B. durch die Zucht von bitterstoffarmen oder -freien Gemüse. Beispiel: In Endivien sind heute fast keine Bitterstoffe mehr enthalten.

Welche Pflanzen enthalten Bitterstoffe?
Wildkräuter, Löwenzahn, Schafgarbe, Artischockenblätter, Chicorée, Radicchio, Rucola, Endivien, Rosenkohl, Broccoli, Basilikum, Grapefruit, Artischocken, Ingwer, Eisbergsalat.

Durch Kräuterbittertropfen kann man dem Körper eine Essenz aus diversen Bitterstoffen zuführen. Anfangs sollte man sich in kleinen Dosen an den Geschmack der Bitterstoffe herantasten. Bitte beachten: Eine plötzlich hohe Zufuhr kann zu Durchfall führen.

Was bewirken Bitterstoffe?

- Sie verringern die Esslust
- Sie senken Cholesterinwerte
- Sie bringen Fett aus der Nahrung zur Fettverbrennung und nicht zur Einlagerung in Fettdepots
- Sie senken das Insulin im Blut. Das fördert die Fettverdauung und bremst Heißhungerattacken
- Sie sind basenbildend und entsäuernd
- Durch die Anregung von Verdauungssäften sind wir schneller satt
- Sie haben positive Auswirkungen auf die Psyche

Lebensmittel, die den Serotonin-Spiegel erhöhen

Es muss nicht immer Schokolade sein. Um den Serotonin-Spiegel zu erhöhen, kann man auch folgende Lebensmittel essen: Walnüsse, Bananen, Fisch, Putenfleisch und Avocados.

Psychischer Süßigkeitenhunger

Neben dem physisch begründeten Hunger gibt es noch den psychischen Hunger. Dieser ist oft der Hauptauslöser für Gewichtsprobleme und auch nicht ganz einfach in den Griff zu bekommen.

Was ist psychisch motivierter Heißhunger?
Wir essen aus emotionalen Gründen. Negative Gefühle wie Wut, Trauer, Einsamkeit, Ärger, Stress... . Eigentlich brauchen wir nichts Süßes, sondern emotionalen Rückhalt, eine Schulter zum Anlehnen, jemanden der einem zuhört... . Manchmal wollen wir diese Gefühle schon im Vorfeld unterdrücken oder essen aus Anspannung oder Langeweile.

Ein schnell greifbarer Trostspender ist die Schokolade. Man fühlt sich schnell ein bisschen besser, obwohl sich die Situation nicht wirklich verbessert und die Extra-Pfunde dann auch nicht schmelzen wollen oder es immer mehr werden.

Maßnahmen gegen psychischen Süßigkeitenhunger

Ausgeglichenheit + positive Einstellung
Dein emotionaler Zustand beeinflusst deinen Stoffwechsel und Energiehaushalt. Wenn du schlecht gelaunt bist, ist dein Serotonin-Spiegel im Keller und du hast Verlangen nach raffinierten Kohlenhydraten, die diesen Zustand schnell wieder beheben. Wie du fühlst, hat Einfluss darauf, was du isst und auch, wie viel du dich bewegst.
Folglich solltest du versuchen, dich gut zu fühlen, ausgeglichen zu sein und eine positive Einstellung zu haben. Du kannst z.B. ein Glückstagebuch anlegen, in dem du täglich alles Positive einträgst und dir regelmäßig bewusst machst, wie gut es dir geht. Du wirst automatisch glücklicher, weil du auf positive Dinge im Alltag mehr achtest.

Der Stresskreislauf
Stress erhöht den Cortisolgehalt im Gehirn. Das löst Verlangen nach Trostfutter aus. Nach dem Griff zu Süßigkeiten schnellt der Blutzuckerspiegel erst in die Höhe und fällt dann abrupt ab. Man ist gereizt, müde und verlangt erneut nach Trostfutter. Du solltest andere Alternativen finden, um Stress abzubauen.
Gegenmaßnahmen bei Stress und zur Vorbeugung:

- ausreichender Schlaf
- Entspannungsmethoden wie Autogenes Training, Progressive Muskelentspannung
- öfter mal tief durchatmen, Atemübungen
- Bewegung
- frische Luft und Tageslicht
- Entspannungsmusik

Achtsamkeit und Umdenken

Um Hunger von Appetit zu unterscheiden, muss man wieder lernen, auf sich zu hören. Wir müssen achtsamer werden gegenüber unseren eigenen körperlichen und seelischen Bedürfnissen.

Ernährungstagebuch/ Gefühle

Schreibe auf, was du wann gegessen und getrunken hast und welche Gefühle du dabei hattest oder in welcher Stimmung du warst.
Ein Ernährungstagebuch ist die ideale Möglichkeit, um dir bewusst zu machen, welche Ernährungsgewohnheiten du hast und wann du aufgrund von emotionalen Bedürfnissen isst.
Um deinen Süßigkeitenkonsum näher zu betrachten, markierst du dir am Ende einer Woche alle Süßigkeiten mit einem Marker-Stift und schreibst sie in die Wochenübersicht.

Noch deutlicher wird es, wenn du alle von dir geleerten Süßigkeiten-Verpackungen in einer Tüte oder Schachtel sammelst und zusammen mit deiner Wochenübersicht vor dir auf dem Tisch ausbreitest.

Es erfordert ein wenig Schreibarbeit und Arbeitsaufwand, wird dir aber immens dabei helfen, dir bewusst zu machen, wie viele Süßigkeiten du in einer Woche wirklich zu dir nimmst. Das kann dich wachrütteln und vielleicht brauchst du gerade diesen Auslöser, um dich besser am Riemen reißen zu können.

Dein hoher Süßigkeitenkonsum ist nicht nur negativ für deinen Körper. Rechne doch einmal zusammen, wie viel Geld du in einer Woche für diese gesamten Süßigkeiten ausgegeben hast. Für dieses Geld hättest du doch bestimmt einen besseren Verwendungszweck?!

Ein Beispiel für ein ausgefülltes Ernährungstagebuchs findest du auf den Seiten 12 und 13. Eine Süßigkeiten-Wochenübersicht steht dir auf der nächsten Seite zum Ausfüllen und evtl. mehrmals kopieren zur Verfügung.

Wochenübersicht KW:

	Süßigkeiten
Montag, ______	
Dienstag, ______	
Mittwoch, ______	
Donnerstag, ______	
Freitag, ______	
Samstag, ______	
Sonntag, ______	

Abschreckungs-Collage

Auch hier kann dich Abschreckung motivieren. Erstelle eine Collage mit abschreckenden Bildern aus Zeitschriften oder dem Internet zum Thema übermässiger Süßigkeitenkonsum. Verwende z.B. in der Bildersuche bei Google Begriffe wie „Zuckersucht, Süßigkeitensucht, Süßigkeiten Fressanfall, Heißhunger Süßigkeiten“ und du wirst fündig werden. Falls du deine leeren Süßigkeitenverpackungen wie oben beschrieben gesammelt hast, mache doch einfach ein Foto davon. Das Betrachten dieser Collage kann dir helfen, deinen Süßigkeitenkonsum in den Griff zu bekommen.

Meine Süßigkeiten-Abschreckungs-Collage

Negative Gefühle nicht wegessen

In deinem Ernährungstagebuch kannst du auch die Gefühle festhalten, die du bei einem bestimmten Snack hast. Das ist ganz wichtig, um dir bewusst zu werden, dass du jetzt eigentlich nicht aufgrund von Hungergefühlen isst, sondern um dich wieder besser zu fühlen.

Versuche Wege zu finden, deinen negativen Gefühlen anders zu begegnen, als durch Essen.

Du kannst dir Kärtchen oder Post it's mit Aufschriften gestalten wie: „Das wird mein Problem jetzt auch nicht lösen.“ „Für manche Probleme gibt es nicht genügend Kekse auf der Welt“. Empfehlenswert ist auch der Satz „Was du brauchst, findest du hier nicht“ (S. 153). Vielleicht nutzt du auch einfach die Fragezeichen-Kärtchen (S. 151), um dich zum Nachdenken anzuregen, was dir jetzt eigentlich fehlt oder wie es dir geht.

Nasch-Gewohnheiten

Versuche, dickmachende Gewohnheiten herauszufinden und durch neue Gewohnheiten zu ersetzen:

- Gibt es nachmittags zum Kaffee immer ein süßes Teilchen oder ein Stück Kuchen, um dein Nachmittagstief zu überwinden?
  Neu: Versuche es einmal nur mit einem Keks oder auch mit ein paar Mandeln zum Kaffee. Oder bereite dir am Nachmittag einen grünen Tee als Muntermacher (regt auch gleichzeitig den Stoffwechsel an) und iss dazu ein paar Mandeln.
- Brauchst du nach jedem Essen etwas Süßes?
  Führe eine Xylit-Spülung (S. 125) durch. Das ist gesund für die Zähne und hilft gegen den Süßhunger.
- Plünderst du abends dein Süßigkeitenfach?
  Neu: Versuche z.B. Bewegung an der frischen Luft zum Spannungsabbau und mache abends noch einen Spaziergang.

Versuche die alten, ungünstigen Gewohnheiten in neue, positive umzuwandeln (S. 64/65).

Nicht in Versuchung bringen

Willenskraft ist begrenzt und darum sollte man Süßigkeiten nicht so einfach greifbar lagern.

Was man nicht ins Haus bringt, kann auch nicht gegessen werden. Allerdings sollte man sich gerade anfangs nicht alles komplett verbieten. Das kann dann dazu führen, dass man mit Heißhunger mitten in der Nacht an der Tankstelle das Süßigkeitenregal halb leerkauft.

Trotzdem kann man es sich zumindest nicht ganz so einfach machen. In deinem Kopf ist dir bewusst: „Süßigkeiten sind vorhanden, ich muss darauf nicht verzichten.“ Durch z.B. eine räumliche Hürde gibt es aber kein schnelles, gedankenloses Zugreifen mehr.

Hier ein paar Tipps:

- Süßigkeiten in einem Schrankfach aufbewahren, an das man ohne Stuhl (den man natürlich vorher erst an einer anderen Stelle holen muss) nicht herankommt.
- Süßigkeiten im Keller lagern, so dass man erst hinuntergehen muss, um sich seinen Schokoriegel zu holen.
- Immer nur eine Süßigkeit holen, anstatt die ganze Packung. Man soll jedes Mal den Aufwand haben.
- Naschzeug nicht offen herumstehen lassen, z.B. Schüssel mit Bonbons, denn sonst wird man viel zu schnell zum Hineingreifen verführt.
- Die Menge beschränken, z.B. 1 Tafel Schokolade pro Woche. Mehr wird nicht eingekauft und du kannst dir dann selbst einteilen, wann du deine Rippchen essen möchtest. Fällst du am ersten Tag schon über die halbe Tafel her, musst du den Rest der Woche dafür mit deiner restlichen Portion zufrieden sein. Es wird also nicht mehr nachgekauft.

Was hilft bei akutem Süßigkeitenhunger?

Trinken

1-2 Gläser Wasser oder einen Ingwertee trinken

Geschmack im Mund verändern

- Führe eine Xylit-Spülung durch (S. 125).
- Beiße in eine Zitrone
- Putze dir die Zähne
- Nimm ein zuckerfreies Kaugummi mit besonderem Geschmack in den Mund oder ein „scharfes“ Bonbon wie z.B. Fisherman's Friend.

Akupressur gegen Süßigkeiten

Drücke ca. 15-20 Sekunden mit deinem Zeigefinger auf den Punkt zwischen Nase und Oberlippe. Das ist ein wirksamer Akupressurpunkt, der auf das Appetitzentrum wirkt und den Heißhunger bremst.

Atemübung als Süßigkeitenersatz

Du bist müde, abgespannt, genervt oder gestresst? Dann führe diese Übung als Ersatz für deinen Griff zur Süßigkeit durch. Du wirst sofort wieder neue Energie haben:
Stelle dich hin und balle die linke Hand zu einer Faust. Positioniere sie dann unterhalb des Rippenbogens auf deinen Bauch. Jetzt legst du die rechte Hand auf deine Faust und drückst vorsichtig darauf. Atme tief durch die Nase gegen den Druck der Hände in deinen Bauch hinein und löse den Druck wieder mit einer kraftvollen Ausatmung durch den Mund auf.
Wiederhole das 5x am besten an der frischen Luft.

Weitere Tipps

Sonne

Sonnenlicht wirkt sich positiv auf den Serotoninspiegel aus.

Xylit

Xylit ist ein Zuckeraustauschstoff, der die Mund- und Zahngesundheit fördert. Die Süße gleicht dem Haushaltszucker, Xylit hat aber nur halb so viele Kalorien.

Das Besondere an Xylit ist, dass es gesund für die Zähne ist und vor Karies und Parodontose schützt. Xylit erhöht anders als Zucker den Blutzuckerspiegel nur sehr wenig. Eine Insulinausschüttung wird nur schwach und verzögert ausgelöst. Der glykämische Index von Xylit ist ca. 10, der von Zucker 65.

Xylit kann helfen, den Heißhunger nach Süßem zu bekämpfen.
Sobald sich die Lust auf Süßes bemerkbar macht, kann man eine Xylit-Mundspülung durchführen. Die Süße im Mund befriedigt den Süßigkeitenhunger. Man kann sie auch vorbeugend anwenden, damit der Süßigkeitenhunger gar nicht erst auftritt.

Wie führt man eine Xylit-Mundspülung durch?
½ TL Xylit in den Mund nehmen und nicht hinunterschlucken. Das Pulver löst sich im Speichel auf. Diese Lösung etwa 2 Minuten im Mund behalten und dann ausspucken. Den Mund danach nicht mit Wasser spülen. So kann sich die Wirkung optimal entfalten. Mindestens eine halbe Stunde nach der Spülung sollte man nichts trinken.

Für die Zahngesundheit sollte eine Xylit-Spülung idealerweise nach jeder Mahlzeit oder Zwischenmahlzeit durchgeführt werden. Auch am Abend vor dem Zubettgehen, nach dem Zähneputzen.

Bei Zuckeraustauschstoffen gilt: Langsam daran gewöhnen, da sie bei hoher Zufuhr zu Blähungen und Durchfall führen können. Anfangs nicht mehr als 3-4 TL, das entspricht ca. 15-20 g. Danach langsam steigern. Die empfohlene Höchstdosis für Erwachsene pro Tag sind 100 g.

Ausreichender Schlaf

Zu wenig Schlaf steigert das Verlangen nach Zucker.
„Ich brauche Energie jetzt“: Man möchte die Müdigkeit bekämpfen und das geht ganz schnell mit Zucker. Genügend Schlaf fördert außerdem die Fettverbrennung.

Schlank riechen
Duftöle können dabei helfen, den Süßigkeitenhunger zu dämpfen.

Pfefferminzöl
Pfefferminzöl bremst den Heißhunger. Man hat dadurch weniger Appetit auf Süßes und Fettes. Das Pfefferminzöl hilft dir also dabei, deine Essgewohnheiten zu verändern. Der Pfefferminzgeruch aktiviert zudem den Fettstoffwechsel.

Anwendungsempfehlung: Einige Tropfen Pfefferminzöl auf ein Taschentuch träufeln und 3-4 mal täglich daran riechen.

Vanilleöl
Durch Vanilleöl werden größere Mengen an Serotonin im Gehirn ausgeschüttet. Du fühlst dich dadurch also glücklicher und zufriedener und musst diesen Zustand nicht durch den Griff zur Schokolade erreichen.

Anwendungsempfehlung: An einem Fläschchen Vanilleöl riechen oder auf ein Taschentuch träufeln und täglich öfter daran schnuppern.

Achte beim Kauf des Duftöls darauf, dass es sich um 100 Prozent naturreines Öl handelt. Diese Öle gibt es in der Apotheke, in Reformhäusern oder Naturkostläden.

Mit Duftölen sollte man vorsichtig umgehen und sich an die Dosierungen halten. Beim Gebrauch von zu großen Mengen kann es zu Verätzungen von Atemwegen und Schleimhäuten sowie Hautirritationen kommen.

Mehr Bewegung
Muskeltraining erhöht den Serotonin-Spiegel. Du musst nicht unbedingt zur Sportskanone werden, doch mehr Bewegung im Alltag bringt neue Energie und dämpft die Lust auf Süßes. Ein einfaches und effektives Mittel deine Bewegung im Alltag zu steigern ist ein Schrittzähler in Verbindung mit einem Schritt-Tagebuch.

Die drei Notbremsen

Die drei Notbremsen auf Seite 72, können dir dabei helfen, dich sofort aus dem „Süßigkeiten-Bann“ zu befreien.

STOP-Übung (Notbremse 3) speziell gegen Süßigkeiten-Gedanken

Diese Übung kannst du anwenden, wenn du nicht aufhören kannst, an bestimmte Süßigkeiten zu denken, aber auch um negative Selbstgespräche („Du schaffst es sowieso nicht." usw. – Beispiel S. 42) in deinem Kopf zu beenden.

Durchführung:
Es ist wieder mal soweit und du verspürst diese Gier nach Süßigkeiten oder einem bestimmten Snack. „Ich brauche jetzt Schokolade" „Ich habe schon so lange keine Chips mehr gegessen – ich will jetzt welche!" Du weißt aber auch ganz genau, dass du diese Lebensmittel eigentlich nicht „brauchst" und wegen deiner Diät auch nicht essen willst. Aber dieses Verlangen hört nicht auf und deine Gedanken drehen sich nur noch darum.

Stelle dir jetzt ein großes STOP-Zeichen vor. STOP – Aufhören damit!

Spricht diese fiese innere Stimme weiter und du hast immer noch dieses starke Verlangen nach dieser Süßigkeit? Dann versuche diese Stimme in Gedanken mit einem nachdrücklichen STOOOP noch lauter zu übertönen und denke wieder an ein großes, rotes STOP-Zeichen. Falls du alleine bist, kannst du es auch gerne aussprechen – flüstern oder schreien. Das verstärkt die Wirkung.

Lenke deine Aufmerksamkeit momentan nur darauf, ein STOP-Schild vor deinem geistigen Auge zu sehen und „STOP" zu denken.

Vielleicht machst du noch die Atemübung aus diesem Bonuskapitel (S. 124) oder drückst den Akupressurpunkt zwischen Nase und Oberlippe....

Wenn jetzt Ruhe in deine Gedanken einkehrt, sage zu dir selbst: „Ich fühle mich gut".

Und dann gehe zurück zu deinem Alltag und erledige das, was du eigentlich tun wolltest, bevor deine Gedanken bei den Süßigkeiten und Snacks gefangen waren.

Der Süßigkeitenportionierer

Es gibt hauptsächlich zwei Wege, den Süßigkeitenkonsum zu kontrollieren:

1) Man verzichtet von einem Tag auf den anderen komplett auf Süßigkeiten. Das erfordert große Willenskraft. Scheitern und Heißhungerattacken sind sehr oft die Folge.

2) Man plant täglich kleinere Süßigkeiten-Portionen in den Speiseplan mit ein und gleicht diese Kalorien durch Einschränkungen bei der restlichen Ernährung aus. Das bedeutet: Keine Verbote – aber eine Beschränkung der Menge.

Dafür kann man sich eine Tablettenbox in einen Süßigkeiten-Portionierer umwandeln.

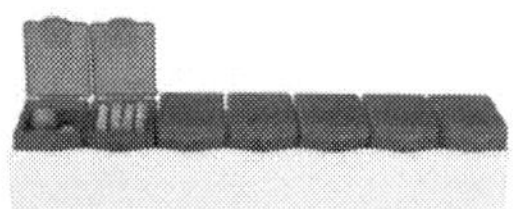

Die Pillendose sollte 7 Fächer haben, eines für jeden Wochentag. Die Fächer sollten nicht zu klein sein, damit man sie mit einer kleinen Portion Süßigkeiten befüllen kann, z.B. ein paar M&M's, Minikekse, Smarties, eine Praline, ein Stückchen Schokolade, 1-2 Schogetten, ein paar Gummibärchen usw.

Du erlaubst dir täglich diese Menge an Süßigkeiten, und zwar mit Genuss und ohne Reue. Falls du in den nächsten Wochen bemerkst, dass dir Süßes weniger wichtig wird, kannst du auch einmal ein Fach bei der Wochenbefüllung leer lassen und damit einen süßigkeitenfreien Tag pro Woche einplanen. Vielleicht schaffst du es ja, die Anzahl der Tage ohne Süßigkeiten innerhalb einer Woche noch weiter zu steigern. Nicht weil du es musst, sondern weil du es möchtest!

Der Süßigkeitenportionierer soll nicht die Notwendigkeit einer täglichen Süßigkeit darstellen, so wie der Kranke seine tägliche Tablette benötigt. Es geht darum, dass du dir durch den Portionierer selbst eine klare Menge vorgibst, ohne dich in einer Tüte zu verlieren. Du gewinnst Kontrolle über deinen Süßigkeitenkonsum.

Teil 4:

Bonuskapitel 2

Weg mit dem Speck!

Was wirklich dabei hilft, die Fettverbrennung anzuregen

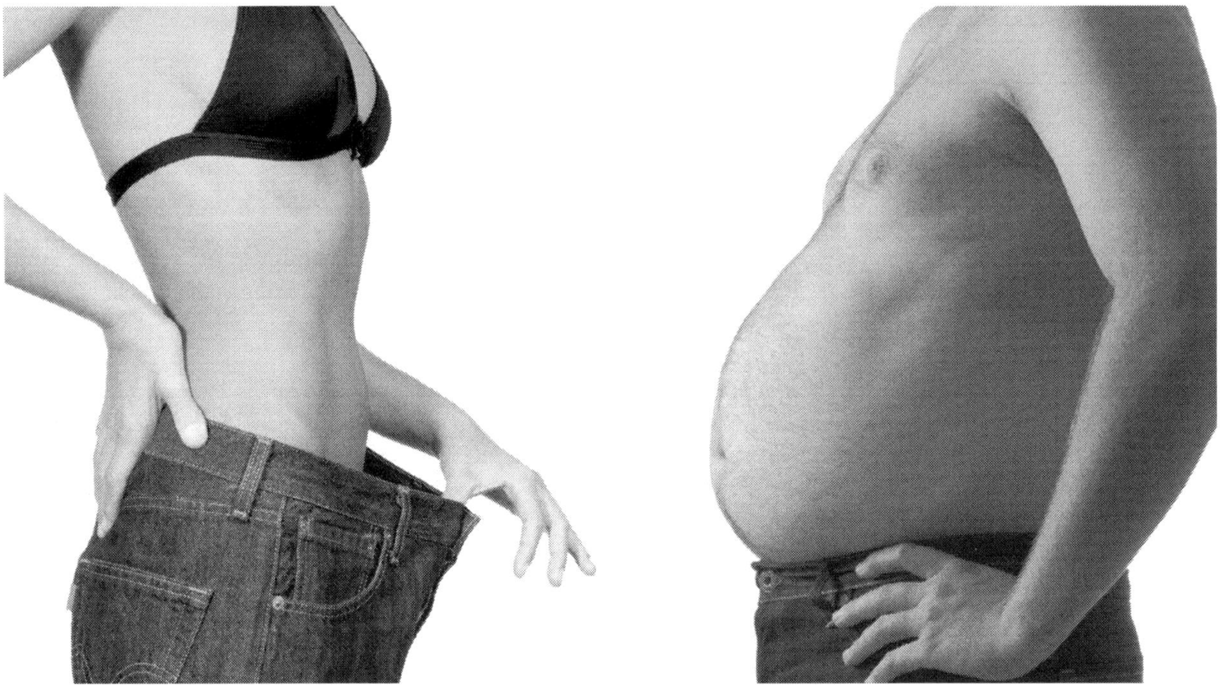

Bild: Get fit couple © F.Schmidt - www.fotolia.com

Mit Fett-Weg-Drink Rezept!

Wer abnehmen will, sollte seine Fettverbrennung auf Touren bringen.

Fettverbrennung durch Bewegung und Aktivität:

Intervalltraining

Eine optimale Fettverbrennung kann durch Intervalltraining erreicht werden. Das haben Forscher der kanadischen Universität von Guelph herausgefunden. Der Gesamtkalorienverbrauch wird erhöht. Außerdem konnten Testpersonen durch Intervalltraining 36 % mehr Fett beim Sport verbrennen als jene, die Sport mit eintöniger Belastung durchgeführt hatten.

Intervalltraining kannst du auf verschiedene Sportarten anwenden z.B. Joggen, Radfahren, Walken, Schwimmen, auf dem Crosstrainer oder Ergometer...

In eine Ausdauereinheit werden verschiedene Tempowechsel eingebaut z.B. 3 Minuten Training bei gemäßigtem Tempo und dann 1 Minute Belastungsphase mit hohem Tempo.

Muskeln/Sport

Durch Sport werden deine Muskeln trainiert und du verbrauchst Kalorien. Das steigert deinen Grundumsatz. Aber was ebenfalls noch eine Rolle spielt ist der sogenannte Nachbrenn-Effekt. Das bedeutet: Erhöhte Stoffwechselaktivität und gesteigerte Fettverbrennung auch im Ruhezustand. Wenn du nach einem Krafttraining auch noch eiweißreich isst, kannst du diesen Nachbrenn-Effekt noch steigern.

Werde aktiv!

Wenn du bisher ein Sportmuffel warst, dann fange im Kleinen an:

- Kaufe dir einen Schrittzähler und motiviere dich mit einem Schritt-Tagebuch dazu, jeden Tag ein paar Schritte mehr zu gehen.
- Mache öfter mal einen flotten Spaziergang.
- Suche dir eine Sportart, die dir Spaß macht.
- Springe mit deinen Kindern im Trampolin oder fahre mit Ihnen Fahrrad.
- Suche dir einen Trainingspartner...
- Kaufe dir Gewichtsmanschetten, die du bei deiner Hausarbeit trägst.
- ...

Eine Mischung aus Ausdauer- und Kraftsport ist für die Fettverbrennung sehr effektiv. Für den Anfang kann das ein flotter Spaziergang für die Ausdauer und die Gewichtsmanschetten bei der Hausarbeit für das Krafttraining sein. Du musst also nicht mit einstündigem Joggen und Hanteltraining beginnen.

Generell bedeutet mehr Muskelmasse eine erhöhte Fettverbrennung, auch in Ruhephasen. Bewegung oder Sport vor dem Frühstück hat zusätzlich einen positiven Effekt auf die Fettverbrennung. Einfach öfter mal aktiv den Morgen z.B. mit ein paar Gymnastik- oder Stretchingübungen beginnen.

Welche Lebensmittel können den Stoffwechsel anregen und die Fettverbrennung unterstützen?

Wasser

Wirkungen und Vorteile:

- kalorienfreier Durstlöscher
- mindert das Hungergefühl
- erhöht den Energieverbrauch - bei 2 L pro Tag um ca. 100 kcal

Weiterer Tipp: Kaltes Wasser trinken
Das Wasser muss erst auf Körpertemperatur erwärmt werden, der Energieverbrauch steigt. Es werden also mehr Kalorien verbrannt.

Wenn dein Körper dehydriert ist, ist dein Stoffwechsel träger.

Espresso

Ein Tässchen Espresso nach jeder Hauptmahlzeit heizt den Stoffwechsel an. Der Körper verbraucht noch bis zu 2 Stunden nach dem Essen mehr Kalorien.

Vitamin C

Zitronen, Paprikaschoten (vor allem die Roten), Kohl, Sauerkraut und Obst haben einen hohen Vitamin C-Gehalt. Vitamin C hilft bei der Bildung des Schlank-Hormons Noradrenalin. Dieses hat die Aufgabe, Fett aus den Zellen herauszulösen.
Tipp: Vor jeder Hauptmahlzeit ein Glas Wasser, gemischt mit dem Saft einer frisch ausgepressten Zitrone, trinken.

Ich empfehle auch, Gerichte mit Vitamin C- haltigen Nahrungsmitteln anzureichern. Beim Kochen bitte beachten: Vitamin C ist sehr empfindlich, es geht durch zu langes Kochen oder zu große Hitzezufuhr verloren.

Ingwer

Die in Ingwer enthaltenen Wirkstoffe Gingerol und Shogaol regen den Wärmestoffwechsel, den Kreislauf und die Verdauung an.

Weitere Wirkungen von Ingwer:

- Die Darmtätigkeit wird erhöht – die Fettverdauung im Darm gefördert.
- Speichelfluss und die Produktion von Magensäure werden angeregt. Dadurch kann die Nahrung schneller und besser verdaut werden.
- Der Gallenfluss wird angeregt. Dadurch werden mehr Fette verarbeitet und das ist somit ein weiterer Pluspunkt für die Fettverbrennung.

Was sollte man bei Ingwer beachten?
Die Knolle sollte eine hellbraune Farbe haben und prall und fest sein, dann ist sie frisch. Ist die Knolle weich oder schon sehr runzlig und riecht etwas muffig, dann handelt es sich nicht um frischen Ingwer.

Verzehrempfehlungen:

- Man kann sich frisch geraspelten Ingwer z.B. auf das Essen raspeln (passt zu Reis, Fleisch und Fisch).

- Ingwerwasser
  Zubereitung 1 Tasse: Ein Stück frischen Ingwer schälen und in 1-2 sehr dünne Scheiben schneiden. Mit kochendem Wasser übergießen und 5-10 Min ziehen lassen. Wer sich mit dem Geschmack anfangs noch nicht so gut anfreunden kann, sollte den Tee nur kurz ziehen lassen. Dann ist der Geschmack noch nicht so intensiv. Mit einem Schuss Zitronensaft oder etwas Zimt kann man den Tee abschmecken. Bereits bei einer Tasse pro Tag wird der Kalorienverbrauch des Körpers gesteigert. Zu empfehlen sind mindestens 3 Tassen pro Tag. Am effektivsten wird der Stoffwechsel angeregt, wenn der Tee nach einer Hauptmahlzeit getrunken wird. Ingwerwasser ist auch ein hervorragendes Mittel bei grippalen Infekten, Husten, Übelkeit, Unwohlsein usw.

Zimt

Zimt wirkt sich indirekt positiv auf die Fettverbrennung aus. Er hilft den Blutzuckerspiegel niedrig zu halten. Das beugt Heißhungerattacken vor und dein Körper lagert weniger Fett ein. Bei regelmäßigem Verzehr verbessert Zimt auch die Insulinwirksamkeit. Es wird weniger Insulin benötigt und die Fettverbrennung wird angekurbelt.

Verzehrempfehlung 1-2 Gramm täglich. ½ TL Zimt sind ca. 1,5 g.

Zimt als Tee fördert die Durchblutung und die Verdauung und beugt Erkältungen vor.
Zimt schmeckt auch zu Joghurt, Früchtequark, Obstsalat, usw.

Chili
Durch Chili erhöht sich die Thermogenese im Körper kurzfristig um bis zu 25 Prozent. Das führt zu einem höheren Energieverbrauch.

Kurkuma
Das Gewürz stammt aus Asien und ist mit Ingwer verwandt.
Verzehrempfehlung: Zu Fleisch, Fisch und Suppen.

Wirkungen:
- appetitzügelnd. Wenn man etwas von diesem Bitterstoff zum Essen gibt, nimmt man automatisch weniger zu sich.
- erhöht Gallenflüssigkeit, dadurch wird die Fettverbrennung angekurbelt.

Zwiebeln

Wirkungen:
- gut für die Durchblutung
- fördern die Verdauung
- wirken entwässernd
- enthaltenes Allicin kurbelt den Stoffwechsel an

Knoblauch, Schalotten und Frühlingszwiebeln haben die gleiche Wirkung.

Lammfleisch
ist ein Top-Lieferant von L-Carnitin, das beim Fettstoffwechsel eine entscheidende Rolle spielt.

Grüner Tee
Wirkungen und Vorteile:
- stoffwechselaktivierend
- natürliches Anti-Aging-Mittel, wirkt der Hautalterung entgegen

Zubereitung und Anwendung:
Grüner Tee sollte mit 50-60 Grad heißem Wasser (nicht kochend!) aufgegossen werden. Kochendes Wasser zerstört die empfindlichen Inhaltsstoffe und der Tee schmeckt bitter.
Empfehlung: 3 Tassen täglich

Frische Kräuter
Kräuter haben eine sehr hohe Nährstoffdichte.
Empfehlung: So oft wie möglich frisch und roh über Speisen streuen. Besonders stoffwechselaktivierend sind Schnittlauch, Rosmarin, Basilikum, Petersilie und Salbei.

Eiweiß

Um Eiweiß zu verdauen, benötigt der Körper 25 % mehr Energie als beim Verdauen von Kohlenhydraten.

Eiweißreiche Kost sättigt lange und regt den Körper dazu an, mehr Sättigungshormone freizusetzen (Rachel Batterham, University College, London). Bei Kohlenhydraten und Fetten ist das nicht der Fall. Süßspeisen und Fett erhöhen oft sogar noch unseren Appetit. Eiweiß macht es also möglich, dass unser Körper einen eigenen Appetitzügler produziert.

Eiweiß stärkt das Immunsystem und unterstützt den Muskelaufbau. Durch Diäten mit einem hohen Eiweißkonsum wird verhindert, dass Muskeln anstatt Fett abgebaut wird.

Übermäßiger Eiweißkonsum kann Leber und Nieren belasten. Die Empfehlung liegt bei 1 bis 1,5 g Eiweiß pro kg Körpergewicht täglich. Dazu immer viel trinken.

Eiweißquellen Beispiele:

10 Gramm Eiweiß befinden sich in:

- 1,5 Hühnereiern
- 0,3 l fettarmer Milch (1,5 % Fett)
- 300 g Joghurt (1,5 % Fett)
- 50 g Mozzarella
- 75 g magerem Quark
- 40 g Hühner- oder Putenbrust
- 45 g Schweinefilet
- 40 g Schinken ohne Fett
- 50 g Thunfisch
- 50 g Mandeln
- 135 g Naturreis
- 100 g Knäckebrot
  175 g grünen Erbsen
- 300 g Brokkoli
- 40 g Sonnenblumenkerne
- 80 g Haferflocken
- 1 EL geriebenem Parmesan
- 35 g geräuchertem Lachs

Mach' mal Pause – vom Essen!

Mehrstündige Pausen von 4- 5 Stunden zwischen den Mahlzeiten kurbeln die Fettverbrennung an. Du musst aber darauf achten, dass dein Hunger nicht zu stark wird und zu einem Fressanfall führt. Denn sonst hilft dir der ganze Fettverbrennungseffekt nichts mehr.

Kohlenhydratfreie Zeiten

Nach kohlenhydrathaltigen Mahlzeiten schüttet der Körper Insulin aus. Sobald der Insulinspiegel erhöht ist, z.B. nach dem Verzehr von zuckerhaltigen Speisen oder Produkten aus Weißmehl, wird die Fettverbrennung gehemmt.

Am besten verzichtest du also abends ab 17 Uhr auf Speisen mit Kohlenhydraten und nimmst anstatt dessen eine eiweißhaltige Speise zu dir: ein Omelette, einen Salat mit Hähnchenbruststreifen, Tomate mit Mozzarella...

In der Nacht kann die Fettverbrennung dann optimal arbeiten.

Zucker-Fett-Falle

Beim Verzehr von Zucker schüttet die Bauchspeicheldrüse das Hormon Insulin aus. Insulin hat die Aufgabe, den Blutzuckerspiegel zu senken und den Zucker zu verwerten und zu speichern. Insulin blockiert den Fettabbau. Das Fett, das mit dem Zucker aufgenommen wird, wandert direkt in die Fettdepots.

Gegenmaßnahmen:

- Zuckerkonsum in den Griff bekommen
- Zucker-Fett-Kombinationen vermeiden (Süßigkeiten)
- Sport wirkt sich positiv auf die Regulierung des Blutzuckerspiegels aus
- Eine ausgewogene Ernährung mit komplexen Kohlenhydraten und einem hohen Ballaststoffanteil. Durch diese Ernährungsform wird nur sehr wenig Insulin ausgeschüttet und diese geringe Menge erlaubt von Anfang an eine effektive Fettverbrennung. Die Schwankungen des Blutzuckerspiegels bleiben aus.

Keine Mahlzeiten auslassen

Ansonsten verlangsamt sich der Stoffwechsel, weil der Körper glaubt, es herrscht Hungersnot.

Alkoholkonsum

Sobald du Alkohol konsumierst, beschäftigt sich deine Leber damit, den Alkohol wieder aus deinem Körper zu beseitigen. Die Leber kann dann kein überschüssiges Fett abbauen.

Gegenmaßnahme: Geringer Alkoholkonsum und oder am besten vollständige Abstinenz während einer Diät.

Der Fett-weg-Drink

- Ingwerscheiben mit heißem Wasser übergießen und ca. 5 Minuten ziehen lassen.
- Das Wasser ist nun etwas abgekühlt. Grünen Tee als Teebeutel oder losen Tee im Tee-Ei zugeben und 2-3 Minuten ziehen lassen.
- Grünen Tee nicht mit kochendem Wasser aufgießen (siehe S. 134).
- Dann den Saft ½ Zitrone auspressen und hinzufügen.
- Mit Zimt abschmecken.

Atme dein Fett weg

Auch die Atmung kann den Stoffwechsel anregen.
Führe folgende Übung mindestens 3-mal täglich durch:
Stell dich hin (im Sitzen ist der Bauch etwas eingeengt) und lege eine Hand auf deinen Bauch. Atme langsam durch die Nase in die Tiefe deines Bauches ein. Spüre wie dein Bauch sich wölbt. Wiederhole diesen Vorgang 5-mal.
Diese Übung ist einfach und überall durchführbar. Falls möglich, gehe dazu nach draußen an die frische Luft oder öffne ein Fenster.

Schlaf dich schlank

Längere Schlafzeiten und eine bessere Schlafqualität wirken sich mehreren Studien zufolge positiv auf das Abnehmen aus.

In einer Studie der University of Chicago wurde festgestellt, dass bei Kurzschläfern der Ghrelin-Spiegel stark anstieg. Dieses Hormon lässt das Hungergefühl steigen und reduziert den Energieverbrauch des Körpers.

Nach einem leichten Abendessen holt sich der Körper die benötigte Energie für Regenerationsprozesse die im Schlaf ablaufen schneller aus den Fettpölsterchen.

Weitere Folgen von Schlafmangel:

- man hat einfach weniger Energie um sich zu bewegen
- Schwankungen des Blutzuckerspiegels, wodurch Heißhungerattacken hervorgerufen werden können
- das Stresshormon Cortisol findet sich verstärkt im Blut wieder. Auch dieses Hormon bewirkt eine Gewichtszunahme

Fazit: Ausreichende Nachtruhe sollte bei einer Diät nicht vernachlässigt werden

Entstressen und Glücklichsein

Körperlicher und emotionaler Stress hat die Ausschüttung des Hormons Cortisol zur Folge. Dieses Hormon verlangsamt den Stoffwechsel und schwächt das Immunsystem. Gestresste Menschen neigen zu Fressattacken.

Maßnahmen gegen Stress und zur Vorbeugung:

- ausreichender Schlaf
- Entspannungsmethoden wie Autogenes Training, Progressive Muskelentspannung
- öfter mal tief durchatmen - Atemübung siehe „Atme dein Fett weg“
- Bewegung
- frische Luft und Tageslicht
- Entspannung durch das Hören von klassischer Musik oder von Naturklängen

Innere Balance sorgt für einen optimalen Stoffwechsel. Bei guter Laune hat man einen hohen Serotoninspiegel. Wir sind glücklicher, haben weniger Appetit und versuchen unser Glücksgefühl nicht durch Knabbereien wie Süßigkeiten zu erreichen.

Wenn der Serotoninspiegel im Keller ist, haben wir Hunger auf raffinierte Kohlenhydrate, die das schnell wieder ändern.

Versuche o.g. Tipps gegen Stress und versuche glücklicher zu werden z.B. durch ein Glückstagebuch, in dem du täglich alles Positive einträgst und dir regelmäßig bewusst machst, wie gut es dir geht.

Teil 5:

Kärtchen-Vorlagen

Auf den nächsten Seiten findest du Kärtchen-Vorlagen zum Ausfüllen und Ausschneiden. Du kannst sie entweder für dich sichtbar auslegen oder z.B. in einem Visitenkartenetui oder deinem Geldbeutel bei dir tragen und bei Gelegenheit hervorholen und durchlesen oder ansehen.

Ich will abnehmen – Kärtchen

Ich will abnehmen, weil...	Ich will abnehmen, weil...
Ich will abnehmen, weil...	Ich will abnehmen, weil...
Ich will abnehmen, weil...	Ich will abnehmen, weil...
Ich will abnehmen, weil...	Ich will abnehmen, weil...

Figur-Collage Blanko-Kärtchen

Cheerleader-Kärtchen

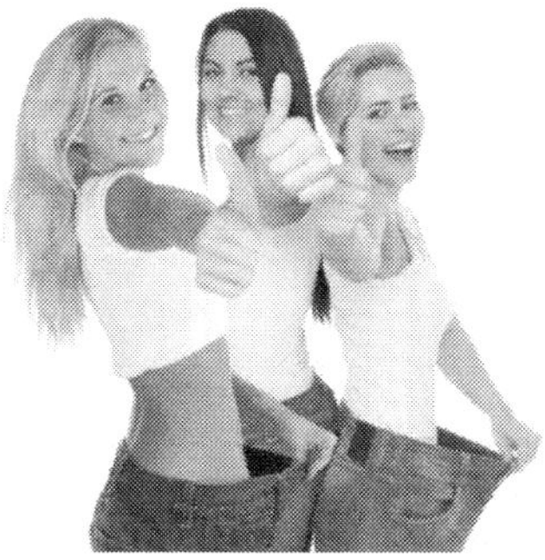

Du schaffst es!

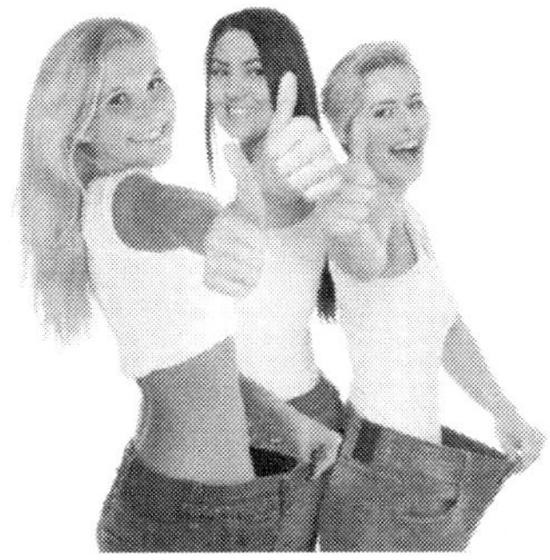

Du schaffst es!

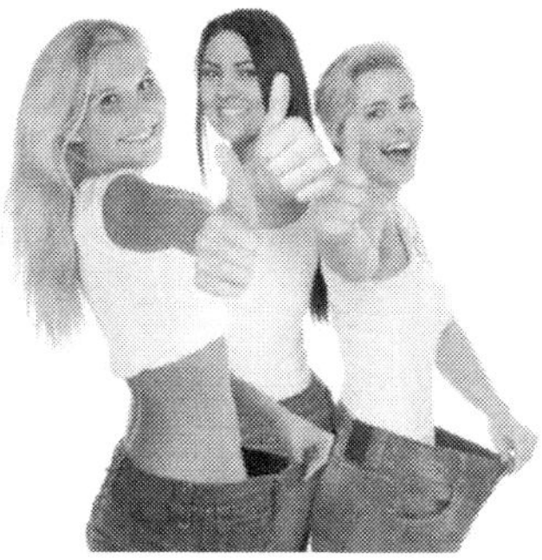

Du schaffst es!

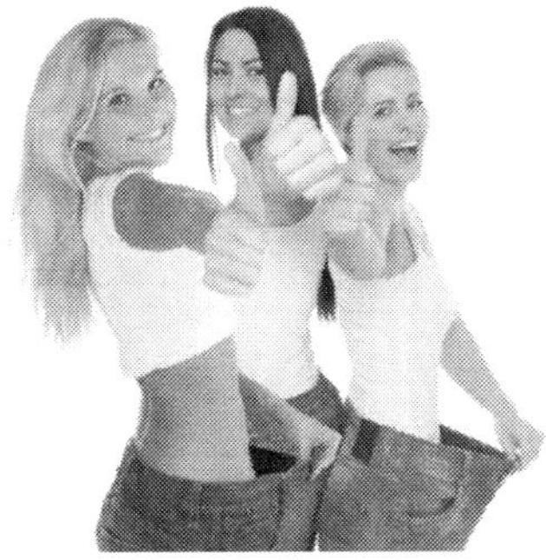

Du schaffst es!

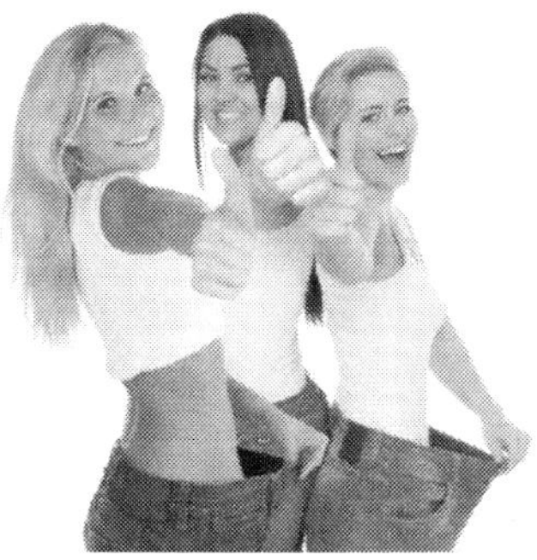

Du schaffst es!

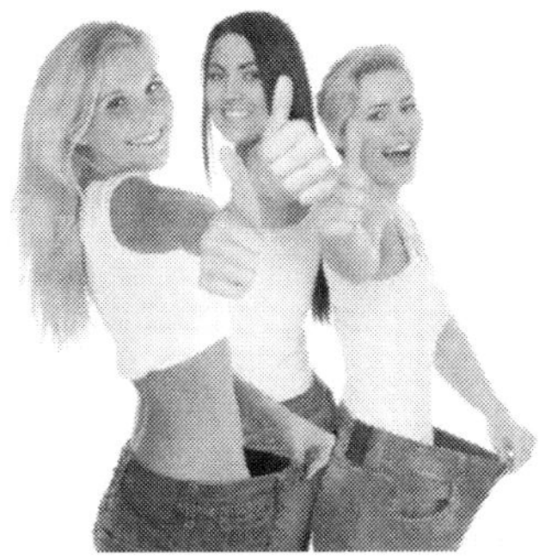

Du schaffst es!

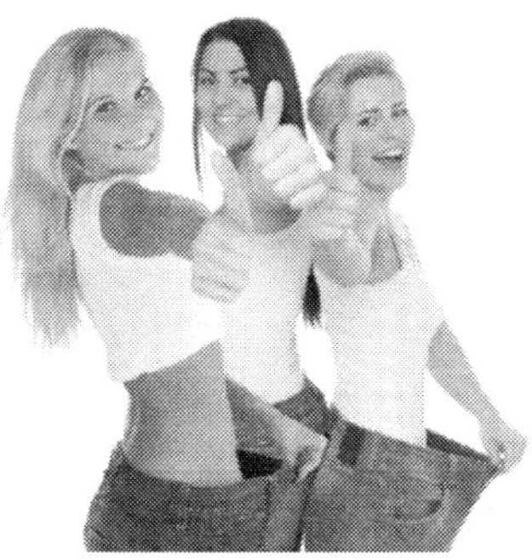

Du schaffst es!

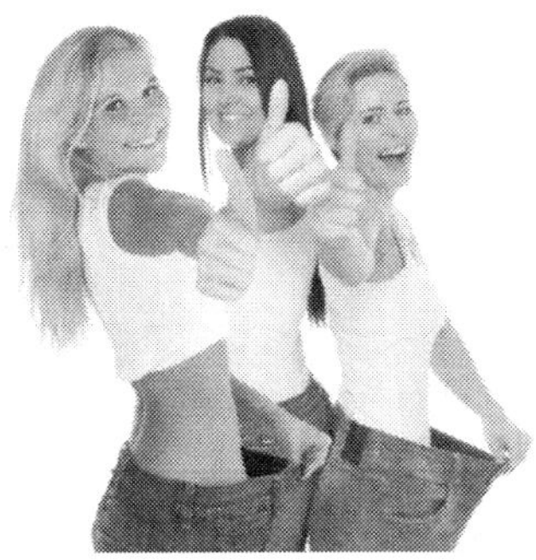

Du schaffst es!

Bildnachweis: © Karin & Uwe Annas - Fotolia.com

Cheerleader-Kärtchen

Ich kann alles erreichen!	Ich schaffe es!
Dieses Mal habe ich das richtige Konzept!	Ich mache jeden Tag einen Schritt zu meinem Ziel!
Ich habe schon so vieles geschafft, jetzt schaffe ich auch das!	Ich bin entschlossen und ziehe es durch!
Voll Energie erreiche ich mein Ziel!	Ich kann das!

Cheerleader-Blanko-Kärtchen

Frage - Kärtchen

?	?
?	?
???	???
???	???

Was du brauchst, findest du hier nicht! - Vorlage

Was du brauchst, findest du hier nicht!	Was du brauchst, findest du hier nicht!
Was du brauchst, findest du hier nicht!	Was du brauchst, findest du hier nicht!
Was du brauchst, findest du hier nicht!	Was du brauchst, findest du hier nicht!
Was du brauchst, findest du hier nicht!	Was du brauchst, findest du hier nicht!

Abschreckungs-Blanko-Kärtchen

Weitere Publikationen aus der Abnehmguru-Reihe:

Informationen und Produkt-Quicklinks auf www.abnehmguru.de

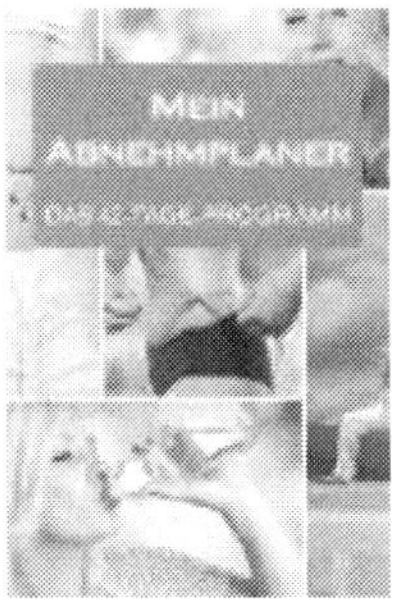

MEIN ABNEHMPLANER

Der Abnehmbegleiter zum Abnehmguru-Programm in Buchform. Dieser Planer bietet ausreichend Gelegenheit dazu, eigene Wochenpläne vorzubereiten, einen Wiegetag festzulegen, Tagesfortschritte aufzuschreiben, ein Ernährungstagebuch zu führen und sich mit seinen Gefühlen auseinanderzusetzen.

Buchplaner erhältlich bei Amazon!

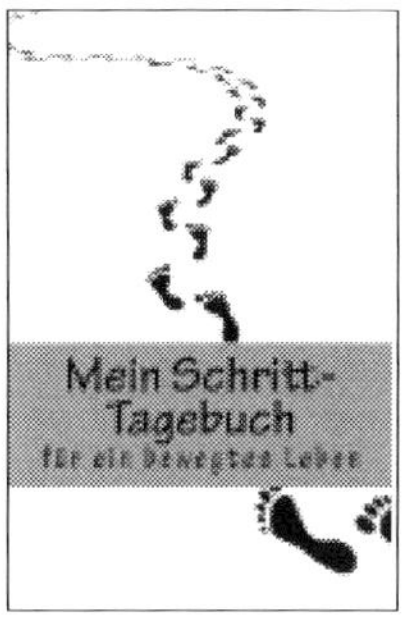

Mein Schritt-Tagebuch für ein bewegtes Leben

Jeder Schritt zählt! Je mehr Bewegung wir bereits in den Alltag integrieren können, desto besser. Mit einem Schrittzähler und diesem Schritt-Tagebuch kann man seine Aktivität messen und stetig steigern. Das Buch bietet 52 Wochenpläne und eine Erfolgsübersicht.

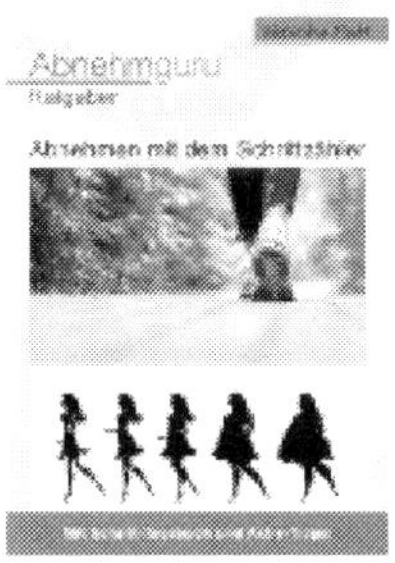

Mit Bonus E-book: „Abnehmen mit dem Schrittzähler"

Buch erhältlich bei Amazon!

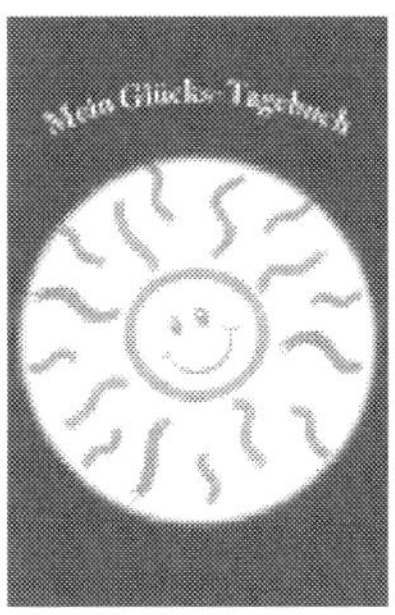

Mein Glücks-Tagebuch

Durch das tägliche Notieren von Glücks-Erlebnissen und schönen Momenten wird der Blick auf das Positive in unserem Leben gelenkt. Man wird glücklicher und zufriedener.

Das Buch umfasst 52 Wochenübersichten mit Glücks-Zitaten für jede Woche.

Buch erhältlich bei Amazon!

7490895R00091

Printed in Great Britain
by Amazon.co.uk, Ltd.,
Marston Gate.